年商5億円の
歯科医院がやっている
女性スタッフとの
良い関係の
築き方

華房寛城
Kanjou Hanafusa

春陽堂書店

はじめに

新型コロナウイルスの蔓延で、世の中は大変なことになりました。想像もしなかったことが立て続けに起こり、多くの経営者がいま苦境に立たされていることでしょう。そして、これからどうなるのか、経営者にとっても不安や恐ればかりが頭をよぎるのではないでしょうか。この大変革の時代、未来を予測することは、経営の神様とも呼ばれたピーター・ドラッカーでも難しいと思います。

ですが、この本を手に取ってくださったあなたに、まずこうお伝えしたいと思います。どうかあきらめることなく、一緒にこの状況を乗り越えていきましょう。

30年前、僕は岡山の片田舎で歯科医院を開業し、ずっと苦労の連続でした。そんな中で、さまざまな経営論の本に助けられましたが、何度も読み返す一冊があります。その本の著者は健康食品業界の大手企業の創業者なのですが、40代半ばになるまで転職の失敗や倒産の連続だったそうです。その本に繰り返し出てくるフレーズが、「人生は逆転できる」です。

僕はその言葉に勇気づけられ、ここまでがんばり続けてきました。決して、順風満帆だったわけではありません。落ち込んではまた立ち直っての繰り返しです。

いますべての業種業態が変化を求められています。時短やテレワークが当たり前になり、以前の価値観はもう通用しなくなります。仕事における男女差をテクノロジーが埋めるため、本当の意味での女性の社会進出が始まります。これからの経営者には、第一に女性社員が活躍できる環境を作ることが求められるでしょう。

歯科医院というのは実は女性の職場であり、女性スタッフとどのようにうまくやっていくか、僕の苦労の９割はそこでした。

いかにして女性スタッフが活躍できる職場を僕が作ることに成功したのか、これからの社会で活躍する方々の参考になればと思います。

Contents

第2章

開業してもトラブルだらけの日々

第3章

第4章

出版プロデュース　天才工場　吉田浩
編集協力　久野友萬／出雲安見子

第1章

歯科医師の厳しい現実

01

必要とされる歯医者へ

■厳しい歯医者さん事情

僕は岡山県で歯科医院を開業しています。

医療法人社団華城会として、はなふさ歯科医院と東児はなふさ歯科医院を経営し、現在80名を越すスタッフと共に地域のみなさまの歯の健康を守るお手伝いをさせていただいています。

僕が理事長を務める歯科医院を訪れる患者数は、１日平均３００人。これは岡山県下の歯科医院としては最大規模と自負しています。

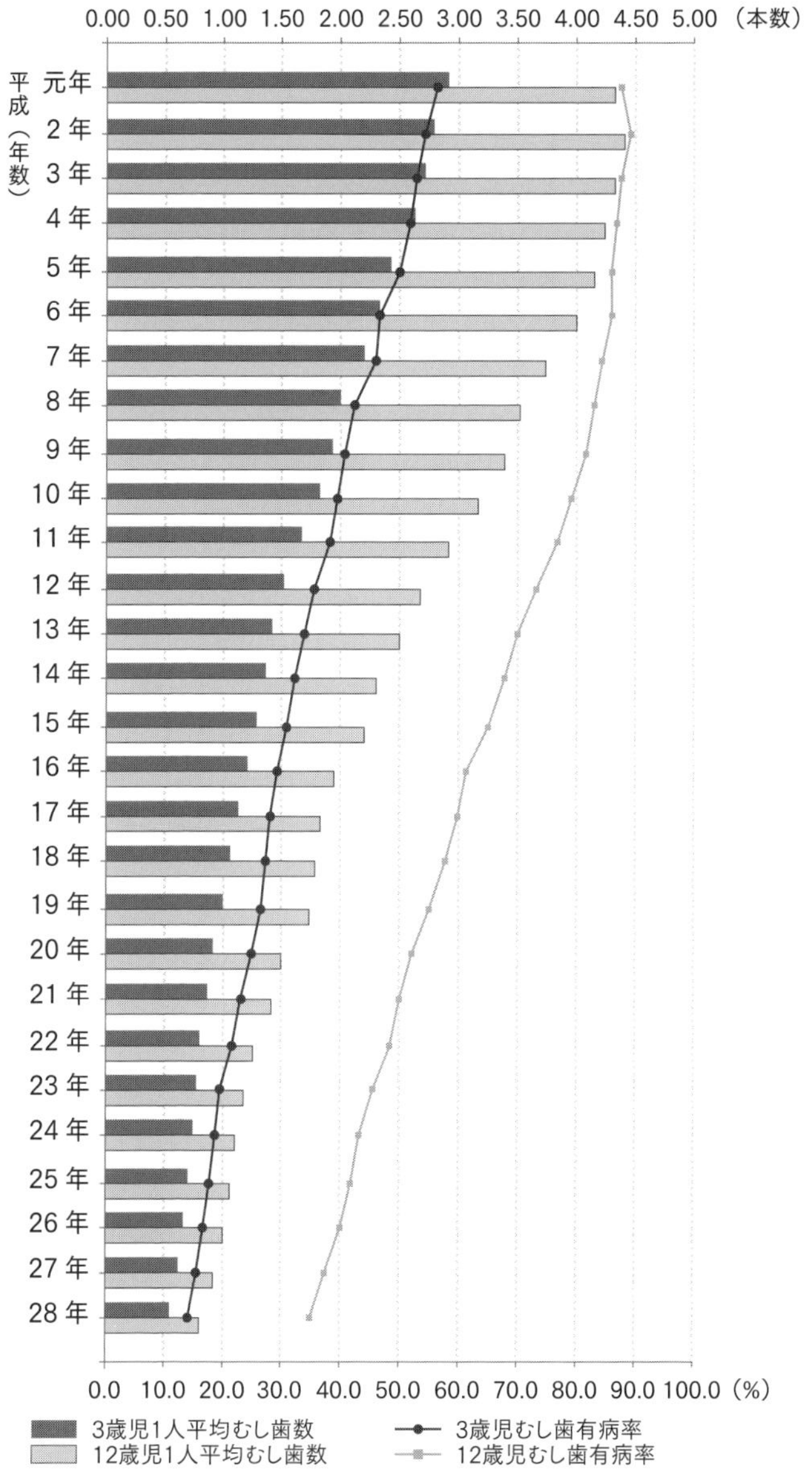

※3歳児：平成25年度まで：母子保健課・歯科保健課調べ、平成26年度以降：地域保健・健康増進事業報告、
12歳児：学校保健統計調査（文部科学省）

3歳児、12歳児の一人平均う歯数・う蝕有病率の年次推移

とはいえ、すべてが順風満帆かというと、そうではありません。歯医者を取り巻く状況は、現在とても厳しくなりつつあります。

今や歯科医師の数は、コンビニエンスストアよりも多いと言われています。

これでは需要と供給が合いません。構造不況業種と言っていいでしょう。

その上、現在の病気を対象にした歯科医院運営は限界に来ていると思います。人口が減少している上、虫歯自体が減っているからです。

今は以前に比べると虫歯も歯周病も減っています。

少子化で子どもに手をかける親が増え、口腔環境の管理がうまくいくようになったことで虫歯が減っているのです。

大変に良いことなのですが、歯医者さんとしては痛しかゆしですね。

ですから近いうちに、治療だけをしたい歯医者と治療だけを受けたい患者という関係だけでは、歯医者という仕事は成り立たなくなるように感じています。

「歯科医師はこれからは良くないからやめとけよ」

一時期は高校の進路指導の時に、歯科医師を目指すのはやめなさいと学校の先生が言っていたほどなのです。

最近はあまり聞きませんが、おそらく他の仕事もそれほど良くないからでしょう。まだ歯医者の方がマシかもしれないという消極的な理由で、歯科医師を選ぶ若い人もいるようです。

医者にもなりにくくなりました。なぜなら、希望者が多くて、医学部に入れないからです。

その結果、医学部には入れないから、歯科医師でもという、〝でも歯科医〟が増えています。

多すぎる歯科医を減らす国の施策

ところが今度は国家試験まで難しくなっています。

今は医者よりも歯科医師の国家資格が難しいんです。医者は合格率が90数%、ほぼ全員が合格します。ところが、歯医者の試験はというと、合格率は6割を切っています。

同じ資格試験なのに、歯医者の方は資格試験ではなく選抜試験になっているような感じなのです。

なぜ、このような事態が起きているのか。

これは、歯医者が増えすぎたためです。厚生労働省は歯科医師が飽和状態なので人数を絞ろうとしています。そのひとつの施策として国家試験をすごく難しくしたわけです。

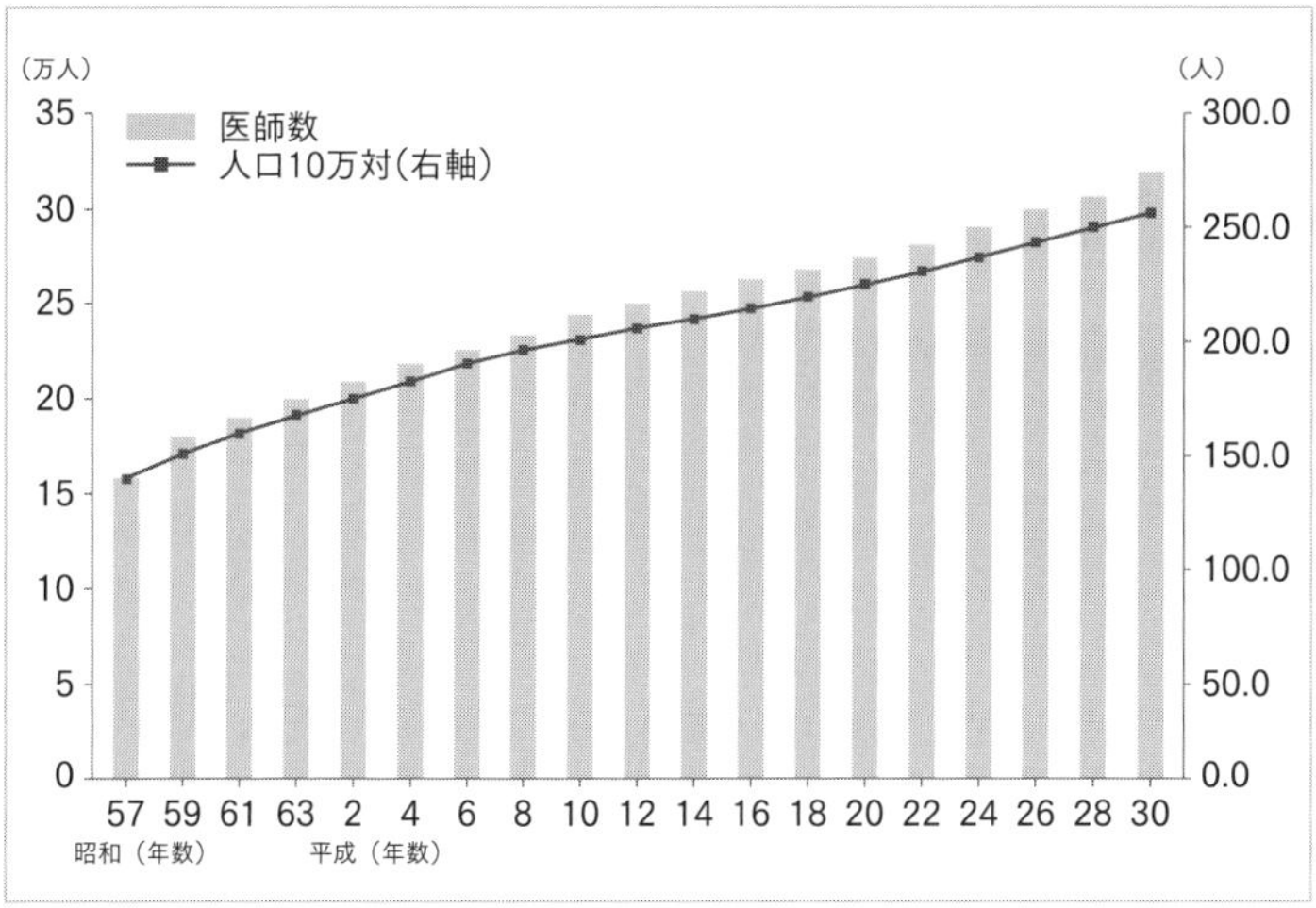

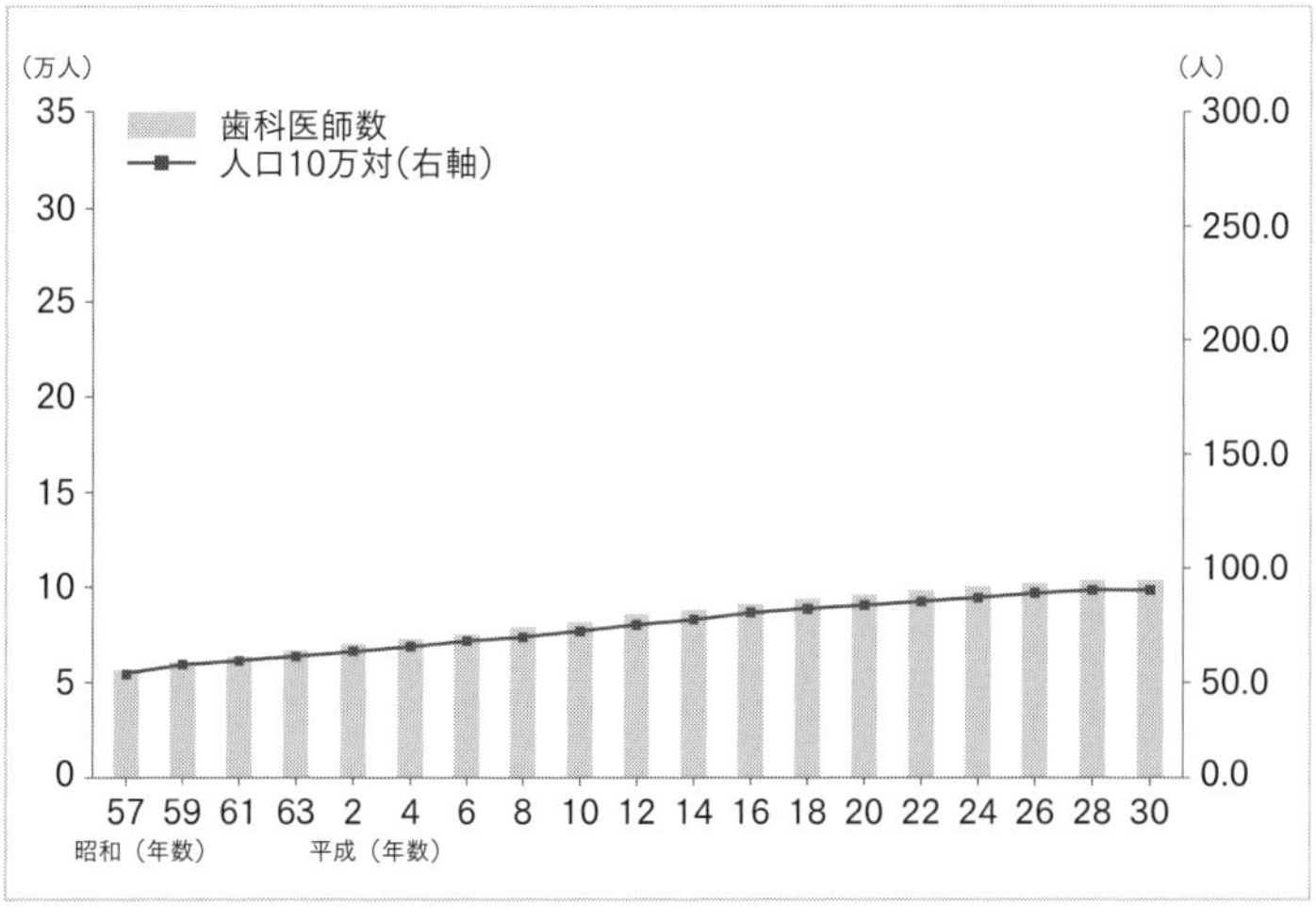

医師数・歯科医師数の年次推移（出典　厚生労働省HPより）

歯科医師は年間２０００人弱いればいいということになり、その人数に合うように合格率を合わせています。そのため、どんどん合格率は低くなっているし、今後、もしかすると厚労省はさらに合格者数を減らすかもしれません。

将来的な歯科医師数を現状の８割ぐらいに設定し、その人数になるようにコントロールしているようです。歯科医師を辞める先生、これから歯科医師になろうという学生、そのバランスをとって歯科医師数に総量規制をかけています。

このような施政は、歯科医師を目指す者にとっては、大変に厳しいことだと思います。

さらに歯学部の定員も減っています。僕は徳島大学の歯学部を卒業しましたが、当時の定員は60名。今は40名です。国公立大学だけではなく、私立大学でも同じように定員を絞っています。

歯科医師になることが難しく、歯科医師になってからも開業医を続けていくのは難しい。今、歯科業界は大きな岐路に立たされているのです。

■歯科医師が生き残るための技術

そうした厳しい情勢の中で、どのように生き残っていけばいいのでしょうか。しかも歯科自体が早晩なくなってしまうという予測もあります。

ｉＰＳ細胞を使った移植技術が進めば、価格もリーズナブルになり、歯の治療に使えるようになるでしょう。歯を植え替えたり、歯そのものを生えさせる技術ができることになります。歯科医師が不要になるわけではありませんが、現状の環境が激変するのは間違いありません。

アメリカではＵｂｅｒの登場でタクシー業界が大打撃を受けました。自動運転が実用化すれば、公共・民間問わず、一定区間の自動運転化が始まります。乗用車型の自動運転バスも出てくるでしょう。タクシー業界はかなりのダメージになるのではないでしょうか。

歯科業界にも、そうしたイノベーションの波がやってきつつあります。僕たちはｉＰＳ細胞で歯が作れる時代になっても、必要とされる歯医者になっておかないといけないのです。

それなのに、現在の日本では一般の方々の歯科医院への印象は良くありません。

「歯医者に行って、歯を削られて金とられたんだよ」

という声を耳にすることもあります。治療してもらったではなく、削られた抜かれた、と思われているんです。

これが外国、たとえばアメリカの場合、歯科医師の社会的な地位は高いのです。生活に直結したもので人に対する貢献度が高い分野の職業は、尊敬されるのがアメリカ社会です。医療保険がほとんどないので、日本よりも給料が良く暮らしやすいようです。

アメリカのような地位と収入をどうやって得るかを考えることが、そのまま歯科業界の生存戦略になると思います。つまり、歯科として、どのような新しい価値を生み出していくかを考える必要があるのです。

たとえば、治療方法を患者さんに選択してもらうというやり方があります。僕はできるだけ患者さんの意見に従って治療を行なうようにしています。

こちらの判断で治療をすると、どうしても歯を削られた抜かれたと思われがちです。それでは僕も気分悪いですし、患者さんも気分が悪い。だから、処理前に患者さんにお聞きます。

「削りますか、残しますか、どうしましょうか」

グラグラしていて、もう抜かないといけないなと思っても、僕からは言いません。必ず患者さんに、どうしますかとお聞きします。心臓や脳の病気とは違い、歯の病気は緊急に死に至るものが少ないので、患者さんの意志が優先されるべきだと考えているからです。そのため、十分な情報提供をしたあと、患者さんが「抜きません」とおっしゃれば、「はい、わかりました」と抜かずにおきます。

でもすぐに痛くなって、「先生、早く抜いてください！」と医院に駆け込まれます。

結果的に僕が思っていた通りになるわけですが、患者さんはご自分で選択しているので印象が良く、納得感があるのです。

■予防医療が重要になる歯科

もうひとつ大切だと考えているのが予防です。

今のところ、健康保険が適用されないのであまり積極的に行わない歯科医院が多いと思いますが、僕たちは歯磨きの仕方から食生活の管理まで、口腔の健康維持のやり方を患者さんにレクチャーしています。

歯を守りたいと思うなら、砂糖はあまり多くとってはいけません。

砂糖に関しては、体に良くないのでできるだけとらない方がいいという意見もあります。できれば食べない方がいいので、砂糖の甘さじゃないものを食べなさいとか、食べたらすぐに歯を磨くということを丁寧にお伝えしています。

食べてはいけないというわけではないのですが、食べ方と食べた後の管理の仕方がわかっていないとすぐに虫歯になってしまうのです。

歯磨き粉の話もします。歯磨きの時、歯磨き粉を使うと気持ちがいいのですが、研磨剤が入っているので歯茎に良くないし、歯も微細に傷ついて溶けていくのです。そういうことはあまり知られていないので徹底してお伝えしています。

それに歯磨き粉には添加剤も入っているので、あまり良くありません。飲み込まなくても口の中は粘膜ですから、少しずつ浸透してしまいます。若干高くなりますが、おすすめは天然素材で無添加、研磨剤を使っていない歯磨き粉です。塩もいいですね。天然の塩で磨くと、精製塩とは後味が全然違います。

年齢が高くなっていくと、唾液が減っていきます。年配の方に虫歯が多く、歯も残っていないのは、唾液が減るからです。

汚れを取るよりも今は唾液を出すことが大切ですよ、と指導しています。食べカス自体は悪くない。問題は歯垢なので、食べカスを取るのに研磨剤入りの歯磨き粉で磨いて歯の状態を悪くさせるよりも、歯垢だけ取る形にすればいいわけです。

もっと言えば、歯垢を取るよりも歯垢自体を口の中で作らせなければいいわけですね。

歯垢に一番細菌が多いのは朝起きた時です。朝起きた時にしっかり口内をきれいにしておけば、そのあとは歯磨きしなくてもいい。日中に唾液がたくさん出ていれば、唾液が殺菌とＰＨのコントロールをするので歯垢が作られないからです。口内に唾液がいっぱいあれば、あまり歯を磨かなくてもいいのです。

唾液をたくさん出すためにはよく噛むこと。

砂糖を含まないガムも虫歯予防に効果的です。一時期、虫歯を予防するガムが話題でしたが、あれもガムを噛むことで唾液がたくさん出ることの方が、代替甘味料の抗虫歯作用以上に虫歯予防に役立っていたのだそうです。

よく噛んで唾液を出し、虫歯にならないように唾液で予防する。正しい歯磨きと歯磨き粉で、歯を健康に保つ。そうした指導をいらっしゃった患者さんにすると喜ばれます。

密なコミュニケーションを通して、患者さんとの信頼関係、地域との信頼関係を強く築いていくことが、これからの歯科業界を生き残る上で重要だろうと思います。

歯科業界を取り巻く環境は厳しくなる一方。けれど、その中でも医療法人社団華城会は確実な成長を続けています。

逆風の中でどのようにビジネスを展開していくのか、僕たちの取り組みを歯科業界に限らず、他業種の方のビジネスの参考にしていただければと思います。

■女性ばかりの職場、歯科医院という存在

みなさんは歯科医院とはどんな職場だと思われますか？

そう言われても、多くの方はあまりイメージが浮かばないと思います。一般の方には歯科医院は通うところで働くところではなく、歯医者さん以外にどんな職種の人が何人ぐらい働いているのか、わからないと思います。

歯科業界にいる人間にとっては、歯科医院こそ一番の職場です（もちろん歯科医院以外にも医療品メーカー勤務や開発研究、大学など歯科関連の業種や職場は多岐

にわたりますが、数が大変少ないのです）。

そして歯科医院とは、ズバリ女性の職場なのです。

医院では男性の看護師は増えていますが、歯科の看護師である歯科衛生士に男性はほぼいません。さらにその手伝いをする歯科助手も女性ばかりです。

歯科衛生士や歯科助手になろうとするのが女性ばかりなのは、元々歯科衛生士に男性の枠がなかったことが大きいと思われます。看護婦が看護師になり、男性にも門戸が開かれました。男性が歯科衛生士になってもいいのですが、まだ業界の慣例に縛られているのかもしれません。

女性の職場といえば、化粧品業界やファッション業界、美容院などが思い浮かぶと思います。こうした職場では、上司もまた女性のことが多く、男性が上司の場合でも現場のディレクションを行うスーパーバイザー的な立場の人は女性の場合がほとんどです。

医療関係、看護師さんたちの場合も、現場の長は女性です。医師と看護師は職務権限上の上下関係はありますが、直接の上司というわけではありません。

しかし、歯科医院のような町の小さな医院の場合、雇用主が歯科医や医師になります。どういうことかというと、職務上の権限の上下だけではなく、院長を頂点として明確なヒエラルキー（ピラミッド構造）ができてしまうんです。

歯科医院の場合は、「歯科医師―歯科衛生士―歯科助手―受付」という上下関係が生まれます。そこにいつから自分がいるとか、歯科衛生士としてのキャリアは何年だとかが加わり、輪をかけてややこしいことになります。

そして院長を頂点として、それ以外のスタッフは全員女性という、ちょっと特殊な職場ができてしまうのです。

働き方改革で女性の雇用を増やそう、管理職や総合職に女性を増やそうという動きがあります。それ自体はウェルカムでとても良いことだと思います。しかし女性の増えた職場を男性がきちんと運営できるかどうかは別の話です。

僕はものすごく苦労しました。ストレスで胃を痛め、吐きそうな日々が長く続きました。

経営者になるということは、人を雇うということです。僕は歯科医なので、技術者の視点で歯科医院の運営を考えていました。人事管理のキモになる社風や人心掌握といった、財務や経営の教科書には出てこない、人と人との付き合い方、男女の違い、年齢の違い、育った環境の違いについては、目を向けてもいませんでした。

その結果、そうした人間の生々しい部分をどうつかんでいけばいいのかという部分で、とても苦労することになったのです。

第2章

開業してもトラブルだらけの日々

02

僕は歯科医六年生、でも経営者は一年生

30才で歯科医院を開業

僕が大学病院を経て、自分の歯科医院を開業したのは平成３年のことです。まだ当時は歯医者の数も少なく、今ほどの閉塞感はありませんでした。

最初は歯科衛生士さんがふたり、治療椅子３台でスタートしました。お金がなかったので治療椅子の１台は中古。開院当初は、１日の患者さんが４人という日もありました。

近所を開院のお知らせで回りました。その時、ごあいさつの品として用意したの

がお菓子だったのですが、ここでもひと悶着ありました。

お菓子を持ってあいさつに回ると、

「おいおいお前、これ、どういうわけだ？　これを食わせて、虫歯にしようってか？　俺が最初の客になるんじゃないだろうな」

と半分本気で言われてしまったのです。

丁寧にあいさつをするつもりが、思いもよらない出来事でした。そこまで言うかなと思いましたが、当時は僕も十分に気が回らなかったのです。

とにかく初めてのことだらけで、トラブルも少なくありませんでした。

ご近所とのトラブルで最初にあったのが、ゴミ問題です。

最初、僕は医院の上に住んでいました。自宅兼職場ですね。

結局、医院長室をなくしたりしながら診療スペースを拡大していったんですが、

それでも足りなくなり、2階の住居部分を診療室に改装して自分たちは別のところ

へ家を借りることになりました。

最初は僕も住んでいたので、出るゴミは家庭ゴミ扱いで問題はありませんでした。普通に分別して、清掃局に回収してもらう。半分は歯科医院のゴミなので、医療ゴミと家庭ゴミに分けて、うちで出る家庭ゴミを近所に出していました。

医院で出るゴミもすべてが医療ゴミではないので、普通のゴミは家庭ゴミとして出していました。しかし、僕が引っ越した後もそのまま医院から家庭ゴミを出していたので、住んでないのに家庭ごみは出ないだろうと言われてしまったのです。

「お前のところからあんなにゴミが出るのはおかしい」

ということになり、そこから週に何回か、業者の人にゴミを回収しに来てもらうようにしています。

分別してあるので問題ないし、市にも確認してあったのですが、近所の人はそうは思わないので仕方がないですね。医療ゴミを不法に捨てていると思われてはかなわないので、業者さんに回収してもらっています。

■トラブルだらけ、初めての歯科医院経営

1階も2階も診療所にして、それでも広さが足りないので、さらに拡張することにしました。隣のビルを買ったんですが、そのビルにお弁当屋さんと散髪屋さんが入っていました。

これがまたトラブルの元になったのです。弁当と散髪ですから、水と油と髪の毛が大量に出る。すると、髪の毛に油がくっついてかたまり、年に何回も下水のパイプが詰まるんです。

詰まると、弁当屋さんと散髪屋さんの両方に水があふれ出てしまいます。すると、大家にクレームが来ます。

当然、ビルを買った僕が大家なので、特別な掃除屋さんに頼んで下水の掃除をしてもらったりしたのですが、費用もバカになりません。さらに、掃除してもらった後に近所の用水路に流れてくる水が汚く異臭もして、文句が出て大変でした。

新しく診療所を建てようと土地を購入した時には、境界線でもめにもめました。初めて土地を買ったので、土地を買う時に境界の確定をすることを知りませんでした。

立ち合いの時から、隣の住人に「ここは違う、俺の土地だ」と言われてもめ出して、困りました。

僕は何も知らなくて、全部不動産屋さんに任せていたのです。わけがわからなくてオロオロしていたら、途中から怒り出して、最後にはブルドーザーで突っ込むぞと脅されてしまいました。

僕ではなく、不動産屋さんに文句を言ってくれと思うんですが、こちらはこの土地で歯科医院を開こうと考えているのですから、逃げも隠れもできません。

それから嫌がらせの電話が始まり、結局はその人の言う通りの境界にしたのですが、結構な損をしました。相手が地元の人だったので、これから先のことを考えると大人しく下がっておいた方がいいかなと思ったんですが、損は損です。

お店を出す方は、ぜひ不動産屋さんに境界線のことをよく確認してから土地を購入することをおすすめします。

次にトラブルになったのは駐車場です。

最初、駐車場が6台分しかなく、とても狭かったんです。スタッフの車も停めると、4台分しか空きがありませんでした。田舎なので、みなさん、車で来院されます。4台なんかじゃ、全然足りないんです。

そんな状態だったので、患者さんたちが近所に違法駐車して、そのクレームを近所の方からたくさんもらいました。警察に通報されたことも何度かあります。

逆に、休みの日にうちの駐車場に近所の人が勝手に車を停めるなんてこともありましたね。

ほかにも、リフォーム時に工事の音がうるさいとか、歯科は装置がいろいろあって、コンプレッサーが医院の外にあるんですが、その音がうるさいと苦情を言われたこともあります。

加害者になったり被害者になったり、大変でした。

■初めて雇ったスタッフの残念な結果

開院にあたって初めて人を雇ったのですが、ここからが本当に大変でした。人を雇うとはどういうことなのか、全然わかっていませんでした。よく代わりはいくらでもいるから、と簡単に言う人がいますが、そんなに代わりはいないんです。

ひとりの歯科衛生士さんは拒食症でした。すぐに休むので、心配になって家に電話したら、実は拒食症だと家族から告げられました。雇うまでわからなかったのですが、雇ってみたらひどい状態で、開院してわずか2週間後には入院してしまいました。

もうひとりの衛生士さんは結婚することだけが目的で、仕事はあくまで腰掛けという人でした。仕事に対するやる気がなく、残業ダメ、研修ダメ、勉強しない、合コンが命……。一緒に仕事をすることで、こちらまでやる気がなくなってしまいます。

仕方ないので再募集をしたら、他の医院をセクハラで辞めた人が何人も何人も来るんです。院長にお尻を触られたり胸を触られたりして、そんなことが嫌で辞めた人ばかりだったのです。

歯科医院とはそういう職場環境なんだなと、そこで初めてわかりました。歯学部では歯科医院はセクハラが多いとは教えてくれませんでした。外側からは中身がわからないものです。

それまで歯科医師として6年間、経験を積み、一人前とは言えないまでも技術への自信はありました。でもわかっていませんでした。

今にして思えば、僕は初めて経営者としての悩みにぶつかっていました。

僕は歯科医としては6年生だったのですが、経営者としては1年生だったのです。

■すべては順調に進んでいるとの思い込み

僕は田舎で生まれ、しかも父親が教師で非常に厳しかったため、外に遊びに行くことをなかなか許してもらえませんでした。いい子でいなさいと言われ、男の子同士でどこかへ遊びに行くことは許してもらえませんでした。

だから、遊び相手といえば近所の女の子しかいません。女の子の遊びなので、ままごととかお医者さんごっことか。

ボール遊びはできないし、かけっこも鬼ごっこもしたことがない。男の子とはどうやって遊べばいいのかわかりませんでした。

でも、この経験が歯科医という仕事には役立つはず、と最初は思っていました。男の子のことがわからない代わりに、女の子とは友達だったわけですから。女性ばかりの職場には、僕ぐらいの適任者はいないんじゃないかと自負していたのです。

最初のころは経営を軌道に乗せるため、患者さんが仕事終わりに診療を受けられるようにと20時21時まで診療時間を延ばしたり、保育園へ行く前の子どもたちが寄れるように朝早くから診療を受け付けたりしていました。

そうなると、早くから遅くまでスタッフが働かなければなりません。だから代わりに週休3日制にして、スタッフには休んでもらうけれど僕は働くという体制を続けました。その結果、患者さんは順調に増え、スタッフも増えました。

幸い僕はセクハラをするような人間ではありませんので、スタッフが増えてもセクハラで辞めるような人もいませんでした。

休みはなく肉体的にはハードな日々でしたが、すべてが順調に進んでいると思い込んでいました。

しかし、僕にとっては初めてとなる、女性ならではの問題が持ち上がったのです。

■女性スタッフならではの問題が浮上

女性スタッフとの関係には、本当に苦しめられました。

最初、僕は上司、彼女たちは部下というつもりでいたので、○○してくれと命令口調で仕事を進めていました。すると、すぐに嫌そうな顔をするわけです。

普通、会社では仕事が嫌だったり上司が気に入らなくても、顔には出さないものだと思うのですが、歯科医院は小さな集団で、男女で分ければ僕はひとりで相手はたくさんです。人間、自分が優位だと思うと態度が一変しますね。露骨に顔に出るのです。

1対1の時は問題ありません。しかし1対多数になると、まったくこちらの言うことを聞いてもらえません。不平不満がすごいんです。

「それはできません」

「前に言ったことと違いますよね？　先生の意見がコロコロ変わるのはなぜなんですか」

「○○さんへの指示と私への指示が違っていますよね」

そうしたやり取りの連続に、胃痛で吐き気がするくらい、毎日ストレスを抱えていました。やってくれと言ったことに、「できません」ですから。一体どういうことなんだと思いました。

僕が患者さんの虫歯を見て、「まだ治さなくて大丈夫」と言うと、あとで「なぜですか？　以前の先生は、治してましたよ」と食ってかかられる。「この歯の型を取っておいて」と指示を出すと、「こうした方がいいと思います」と言い返されるのです。

あいさつもしてくれません。

ＡさんとＢさんがいたら、Ｂさんが言うわけです。

「先生、Ａさんにするあいさつと、私にするあいさつが違います！」

同じおはようでも、彼女にとっては違って聞こえるらしいんですね。私のことが嫌いなんですか、と言われました。

指示を出した時も、「Ａさんにはやさしいのに、私にはきつい！」と言われました。

さらには、「先生の言い方には問題があります。先生にはついていけません」とも。

僕はスタッフみんなに公平に接しているつもりでしたが、もしかしたら意識はしていなかったものの、彼女たちが指摘するように言い方に違いがあったのかもしれません。自分勝手な感情で、きつい言い方もしたのでしょう。

優秀な子には、それなりに話しかけます。雇っている側でこちらは年上の男ですから、明るくて元気で素直な子の方が、一緒に仕事をしていて楽しいですよね。理屈っぽかったり、素直に僕の言う通りに仕事をしてくれない人には、僕もついつい面倒くさいなという気持ちを抱いてしまいます。そういうところが不公平に見えるということが当時はわかっていませんでした。

スタッフみんなを公平に扱うことがそこまで重要だとは、考えていなかったのです。でも、表に出していないと思っても、相手には本心が伝わるんですね。

今から考えれば、当時は仕事の細かい部分まで説明する必要があるとは思っていませんでした。僕が歯科医として○○という処置を行っている理由を、助手の立場である彼女たちに説明する必要があるとは思いませんでした。指示の仕方も相手に理解しやすいように細かく行わなきゃいけないとは考えませんでした。

たとえば、歯の型を取る時に、「ここの型を取っといて」と言うのではダメで、今、ここまで削ったから、仕上げはこうする、だから型を大きな型どりにするのか小さな型どりにするのか、かみ合わせはどうやってとるのか、そこまで伝えないといけない。今ならそういう指示をするんですが、当時はそこまで言わなきゃいけないとは思ってもいませんでした。

日々の治療はプロ同士の作業です。指示をすればその通りにやってくれるものだと思い込んでいました。僕としては、彼女たちはわかっているだろうという前提で仕事を進めていました。

それというのも、歯科衛生士は資格職です。技術的な基本は学んでいると考えていたんです。

ですから正直な話、そんなにスタッフとのコミュニケーションが大事だとは思っていませんでした。仕事ですから、納得するしないに関係なく、言われたことをまずやるべき。そう思っていたんですが、彼女たちの考え方は全然違っていたのです。

そうなると、感情的なぶつかり合いが起こってしまいます。僕も彼女たちも、お互いの立場をわかろうという気がまったくなかったわけですから。

■転職者で構成された女性の職場

スタッフの多くは中途採用で、以前は他の歯科医院で仕事をされてきた方ばかりです。卒業したばかりの人を採用するには募集にお金をかけないと無理なので、開業して数年の歯科医院には荷が重すぎます。

採用するスタッフはいずれも経験豊富な方なので、教えることも少なく安心して仕事を任せられると思っていたのですが、ここでも僕の考えは甘いと思い知らされることになります。

彼女たちには他の医院で培った経験があり、自分なりのノウハウもある。前の職場のやり方や発想が身についているので、僕のやり方とはギャップがあったり、ノウハウが違っていることが多く、そこでぶつかってしまうんです。

歯科技術から福利厚生、患者さんへの対応やミーティングの進め方まで、すべてです。一から十まで、ことごとくぶつかりました。

僕は駆け出しの歯科医で、彼女たちは歯科衛生士としては百戦錬磨ですから、向こうから見たら、何を言っているんだ、駆け出しが、という感じだったのでしょう。

僕とぶつかるだけならまだ良かったんですが、みなさん、お互いに言いたいことがありますから、スタッフの間でもぶつかってしまいます。

さきに説明したように、歯科医院の人間関係は院長を頂点としたピラミッド構造です。ピラミッドと言っても、たかだか5～6人しかいないんですが、その中で院長の取り合いが起こります。

誰もが院長に気に入られたいんです。まるで大奥のように、誰が院長のお気に入りかという競争が始まるのです。そのため、自分以外のスタッフはライバルになってしまいます。

興味は持ってもらいたいけれどこびるのは嫌とか、女性同士で院長先生からこう言われた、ああ言われたと情報交換して、院長はこの人にだけ優しく説明したみたいなことを言い始める。

だから女性同士もますます仲が悪くなるわけです。ところによっては、院長が全女性スタッフの共通の敵としてのポジションをとることもあるようで、女性たちとの仕事は本当に難しいんです。

■ついに魔物、現る

女性だけの職場ですから、時間が経つうちに、いわゆるお局様が出てきました。お昼休み、休憩室が騒がしいと思ったら、中途で新しく入ってきた人と前からいた人が、つかみ合いのケンカをしていました。

あれには驚きました。

お互いに主婦同士だったので、互いの労働時間の違いであったり、ちょっとしたこと、洗い物を洗った洗わないとか、処置の仕方が違うとか、小さな違いがものすごく腹が立ったようで……。

僕が仲裁に入ったんですが、「私は先生に気に入られてる」「私の方が気に入られてる」と、おふたりとも気が強くて譲りません。医院のためにという思いはあるんですが、お互いのやり方にはすごく腹が立つみたいで。

とにかく話は聞くからケンカはやめてくれ、とその場は何とか収めましたが、無理ですよね。結局、片方の人が辞めることになりました。

その時点で、気がつくべきだったのですが……。

それからというもの、入社してたった1週間ぐらいで、やっとのことで雇った新人スタッフが次々に辞め出したのです。ようやく入ってもらったいいスタッフがすぐに辞めていくので、僕としては非常に困りました。そして、どうしてだろうかと考えあぐねていたのです。

そんなある日、ある数人の女性スタッフが辞める時、急に声をひそめて涙ながらに僕に言ったんです。

「先生、この医院には魔物がいます」

魔物!?　うちは魔物がいる歯医者だったのか！

実は、お局さんが新しいスタッフをいじめて辞めさせていたんです。まったく気がつきませんでした。管理者として恥ずかしい限りです。

お局さんのことはスタッフ全員、口にできませんでした。みなさん、辞める時でさえ、言わないんです。だから僕のような鈍感にはわかりませんでした。

そのお局さんというのが、ケンカして残った方だったんです。

派閥争いに勝ち残ったということなんでしょうね。結局、彼女には辞めてもらいました。

どんないじわるをされたのか、あとになって少しづつわかりました。

「こんなこともできないの！」

「できないなら触らないで！」

まだできないことのある若いスタッフに対して、言い方がきつい。そして無理な仕事をさせたり、まったく教えず手伝いもしなかったり、表に裏にいろいろあったようです。

新しく入ったスタッフが、陰で泣いていたんです。

そして、お昼ごはんの休憩になると、誰かが院長室にやってきます。

ドアを開けると、深刻な表情で、言うのです。

「話があります」

絶対に医院を辞める相談です。

院長室の扉がノックされると、またかと心臓を手で握られるような嫌な気持ちになりました。

だから、そのころは昼休みがとても怖かったものです。

第3章

企業の組織改革は小学校のクラス改革に学べ

03

基本は、早起き・あいさつ・掃除

■困ったままで神頼み

そのようなことが続くうちに、医院の空気はどんどん悪くなり、気がついたら誰も僕にあいさつしてくれなくなっていました。

院内ですれ違えば、おはようとかお疲れさまとか言うのが普通だと思います。それもなくなりました。一緒に研修に行くように誘っても、「ちょっと……」と断られます。

まさに冷え切った関係性。お互いが嫌いになった夫婦のような感じでした。

毎日毎日、そんな空気の中で仕事をするのです。もうこのまま頭の血管が切れるんじゃないかというくらい萎えました。仕事をしてくれないわけではなかったですが、やはり、一緒の空気を吸うことさえ辛いのです。

困った時の神頼みとよく言いますが、あれは本当でした。

どうすればいいかわからずに悩んでいたら、友人から

「氏神様にお願いしたほうがいいよ」

と言われました。氏神様に朝参り、神社参りしたほうがいいと言うんです。

僕はそれほど信心深い方ではなかったですし、拝んでなんとかなるようなことは拝まなくてもなるようになると思っていたのですが、その時は藁にもすがるというか藁でいいからお願いします！　という状態でした。

言われた通り、毎朝、地元の氏神様のところに行って

「なんとかしてください」

とにかくお願いするのはそれだけです。

ほかにもいろいろやりました。神道系の祈りをしてもらったり、お払いやパワースポット巡りもするようになりました。

岡山県は吉備の国、神社やパワースポットが多い土地柄なんです。岡山から島根県まで、出雲街道沿いには有名な神社がたくさんあります。そこに無心でお参りしていました。

当時は厳しい現実に参りまくっていたので、それこそお参りでもしないとストレスで倒れてしまうような状況でした。出雲神社に伊勢神宮、吉備津神社に吉備津彦神社。桃太郎のように、僕が魔物退治をするぞというような気持ちでした。

■院長が掃除をする大切さ

同じ友人に、掃除もするといいとアドバイスをもらいました。

「身の周りはきれいにした方がいいよ」

医院の中もですが外も、町内の方が見て、あそこの歯医者の周りは汚れてるよとか、ゴミが多いとか噂になるのは良くない。そうではなく、いつもきれいにしてありますね、と言われた方がいいよと。

今までスタッフに任せていたので、それはそうだと僕自身が掃除をすることにしたんです。

これは今も続けている習慣です。スタッフが来る前に、掃除と朝参り。朝、氏神様にお参りしたその足でスタッフよりも早く、朝一番に医院に行って掃除をします。

やってみて初めてわかったのですが、朝、最初にドアを開けると、電気やエアコンの消し忘れ、時には鍵がかかっていないこともあります。

それ以前の僕は、それで怒っていたんです。なんでこんなこともきちんとできないんだと。ミスをしたり、後始末をしていないスタッフを見つけて、責めてばかりいました。そういうことも雰囲気を悪くしていた一因だろうと思います。小さな積み重ねでどんどん空気が悪くなっていたんですね。

今は戸締りのチェックリストを作っています。誰が消し忘れたと個人攻撃するのではなく、仕組みでミスを減らすようにしたんです。自分が朝一番に来るようにしなかったら、もしかすると今もそのまま怒鳴り続けていたかもしれません。

自分を変える？　どうやって？

それで朝早くから院長が来るようになったことで、こちらの誠意が伝わったのでしょうか。多少はスタッフとの関係も持ち直しました。

けれど、お参りにしても掃除にしても、根本的な解決にはほど遠いわけです。

それでとにかく何とかしなきゃいけない、もっと自分を変えなきゃいけないと、経営セミナーに行ったり、コンサルタントを頼んだりといったことを始めました。

そんな時、あるコンサルタントに言われたんです。

「先生、北風と太陽って知ってます？」

もちろん知ってますと答えると、こう聞かれました。

「先生は北風ですか？　太陽ですか？」

そこで気がつきました。今までの僕は、ブイブイ北風を吹かせていたんじゃないか？　と。

考えてみれば、魔物と呼ばれたお局さん以前に、僕自身がスタッフにきつく当たっていたんですよね。できない人には教えるより先に怒っていましたし、あれやれこれやれ、としか言わない。ねぎらいの一言もありませんでした。

専門職同士だからできて当たり前、言えばわかると思っていたので、僕もお局さんと同じことをしていたわけです。

これはいけない、どうすればいいんだと悩みました。

コンサルタントには自分を変えてくださいと言われましたが、どうやって変えればいいのか、見当もつきません。

北風が太陽に変わるには……、太陽といえば、キラキラと輝いていて……。

そうだ！　自分が変わったことをみんなにわかるようにしよう！

そう思い、美容院へ行って、心機一転、丸刈りにして金髪に染めたんです。

どうだ、これで太陽だ！

意気揚々と家に帰り、

「僕は変わったぞ！」

と言うと、家族からもスタッフからも大ヒンシュク。

「なんのつもり？」

中身を変えずに外見だけ変えて、いったい何を考えているんだと。

大ショックです。

翌日、また美容院へ行って、髪を黒に染め直しました。

あいさつと掃除の重要性

自分を変えるとは何か。何から変えるのか。

当時は、女性との関わり方が完全にわからなくなっていました。廊下ですれ違う時も、体が触れないように僕がサッと壁に貼りつくほど。今はそんなことはありませんが、当時はそうでもしないとすぐに、触った触ってないの騒ぎになってしまいます。

現在は……、僕の思い込みかもしれませんが、スタッフとちょっとした下ネタの話題になっても大丈夫です！　関係性ができています。

そういう中で、誰に教えられたでもなく始めたのが、あいさつと朝礼です。

あいさつをしても返事がない、だからあいさつしない、それでは何も変わりません。会ったらすぐに、先手であいさつするようにしました。

とはいえ、あいさつの仕方にえこひいきがあるとスタッフに嫌われていたので、あいさつの仕方も考えました。

笑顔を添えてあいさつ。

全員に笑顔と大きな声であいさつすることを始めました。

あいさつに掃除、今思えばまるで小学校です。

しかしされど、ここは小学校と思うことにしていました。

最近、学級崩壊を立て直すことで有名な小学校の先生と知り合ったのですが、小学校も今、クラスが荒れていて大変だそうです。

そして、クラスの雰囲気というのは、急に悪くなるものではなく、予兆があるのだそうです。まず言葉が荒れる。言葉が荒れ（自分中心）、給食を残すようになり（好き嫌いする）、掃除をしなくなる（非協力的）。ついには授業が成り立たなくなり、学級崩壊が起きる。だから小学校ではどうしているのかといえば、まず言葉を直し、給食の食べ残しをさせないようにし、掃除をみんなでするようにする。わがままを直し、仲間への思いやりを育てていくのだそうです。

これはまるで、当時のクリニックと同じです。だから、僕があいさつ（言葉）と朝の掃除から始めたのは間違っていなかったんだと再認識しました。

残念ながら、僕は小学校で怒られながら習っていたことを大人になってもできていなかったということです。

小学校のクラス改革と企業の組織改革は同じ、これは重要なことだと思います。毎朝、早起きをして掃除をする。自分のことを嫌っている相手に、自分からあいさつをする。それを続ける。毎日、続ける。

小学生がやるような簡単なことですが、これがなかなか身につかないものです。当時、僕は本当につらかったので、できるできないとか、嫌だなぁとか、考える方が面倒でした。だからこそ、ただがむしゃらに心を無にして続けていました。

今も早起きとあいさつを続けていますが、これは当時の空気が本当に嫌だったからです。

スタッフ全員が明るく楽しく働ける職場を作りたい、そのきっかけがあいさつと掃除だったので、今も続けているわけです。

朝礼でわかった自己肯定感の低いスタッフ

朝礼も始めました。最初はその日のスケジュール確認だけだったのですが、あるビジネスセミナーに行ったんです。そこで習った『Ｇｏｏｄ&Ｎｅｗ』という自己開示のトレーニングをやってみることにしました。

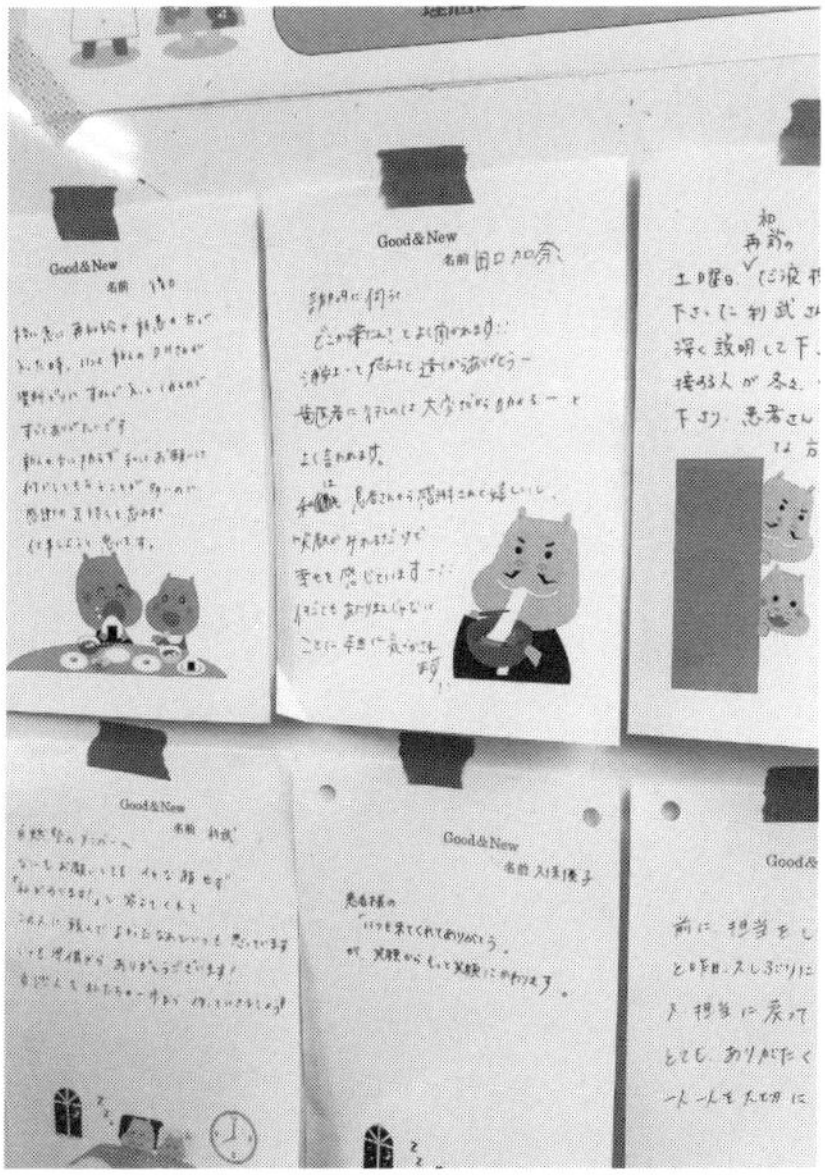

院内に貼られた『Good＆New』の一部

これは簡単で、僕がスタッフにボールを投げて、キャッチした人が最近あったうれしかったことや気づいたことをみんなの前で話すというものです。

なぜ空気が悪かったかと

いえば、スタッフ同士も僕も、相手のことをお互いに知らなかったことが原因じゃないかと気づいたのです。

そこで朝礼を使って、互いのことを知ろうと思いました。

やり方は簡単です。

・円陣を組む
・ボールを誰かに投げる
・受け取った人が最近の出来事や良かったこと、新しく知ったことなどを話す
・次の人にボールを投げる
・全員にボールが回れば終了

みんなどんな話をするんだろうと思いましたが、主婦が多かったので家庭の話が多く出ました。子どものことや夫にこうしてもらってうれしかった。というような

話です。

とはいえ、最初はなかなか話せないものです。特に空気が悪い中で始めたものですから、当初はなかなかきついものがありました。

スタッフ全員が暗い顔をしている中で朝礼をやり、良かったことや新しく知ったことを話すといっても、それは難しいですよね。

ボールが目の前に飛んできてもスタッフが受け取らず、床に落ちたボールをみんなでじっと見つめたまま……。そんなジリジリとした時間も過ごしました。

ボールは受け取るものの、ずっと下を向いて10分ぐらい黙ったままのスタッフもいました。

彼女は現在もスタッフとして働いていますが、今では陽気に話をしてくれるようになっており、リーダーとして活躍してくれています。

朝礼を始めたものの、暗い空気はなかなかなくなりません。そんな時、女性ばかりの会社『私には夢がある』を知りました。

こちらの会社は女性の活動支援などのセミナーを行っていて、僕の医院でも研修をしてもらいました。すると、そのセミナーで何人ものスタッフが号泣するということが起こったのです。

そこから、明らかに空気が変わり始めました。

わかってきたのは、自分は認めてもらっていないと思っているスタッフが多いことでした。自己肯定できない人が非常に多い。自分で自分の人生を肯定していないのです。

だから、どれだけ周りが認めているのか、信頼しているのかを伝えれば、態度がガラリと変わります。

今、朝礼では『Ｇｏｏｄ＆Ｎｅｗ』に加えて、『ありがとうカード』という取り組みをしています。これは仲間に対しての感謝を言葉に出すためのものです。

また、経営理念（『絆創造　全ての絆は私の一歩から』）について気づいたことがあれば、それを発表します。

『ありがとうカード』で他者に対する感謝、経営理念について、自分の考えを話すことで、職場に対する感謝が生まれます。

他人から認められ、職場で認められ、自分で自分を認められれば、必ず毎日が楽しくなります。いい仕事をするようになります。周りとの協調性が増しま

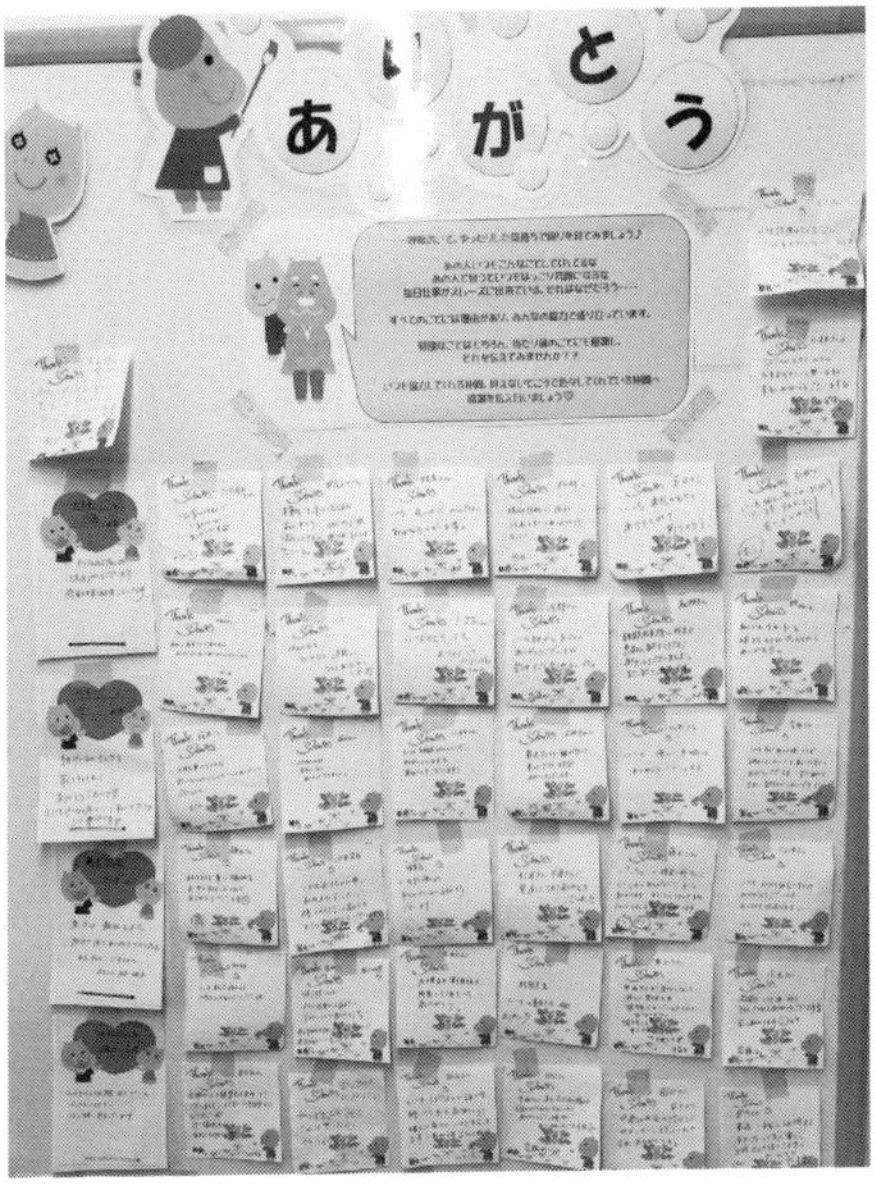

スタッフ同士で贈りあったカードの一部

す。

スタッフたちの自己肯定感を育む仕組みをどう作るか。

上司として励ますとか、一人ひとりに気を配るといったあいまいなやり方ではなく、みんなの前で『Ｇｏｏｄ＆Ｎｅｗ』や『ありがとうカード』の発表を行うという具体的な形を朝礼に組み込むことで、組織として人間関係が格段に良くなりました。

さらに、自分で自分を認めるという、いわゆる〝自分ほめ〟を組み込みました。

他人の前で自分のことを自分でほめるというのは、ハードルが高い。そのままではただのうぬぼれになってしまいます。

そこで、目標設定をしてもらい、目標がどの程度達成できているのか、それを発表するのがいいだろうと思い、その発表をしてもらっています。

院内の雰囲気が良くなるまでには、ずいぶんの時間がかかった気がします。

朝の掃除にしても朝礼にしても、誰もほめてくれませんし、最初はむしろ嫌がられていました。

何度もやめようかと思いましたが、それでもやめませんでした。自分で言うのもあれですが、僕は執着心が強いので、あきらめなかった。それが良かったのだと思います。

第4章

歯科医師であって経営者でもある

04

自分の仕事の意義を明確化する

■経営理念を作る意味

結局、僕は変われたのか？

人が変わるというのは簡単なことではありません。

僕も参加した2泊3日の泊まり込みで医院を変えるセミナーがあります。人材教育や自己啓発を通して、組織としてチームビルディングを行うものです。そういうセミナーは自己啓発なので、自分が変わったと思うわけです。

その時もある大きな歯科医院の院長が来ていて、医院の雰囲気が悪い、部下が自分の言うことを聞いてくれないと悩んでいらっしゃいました。どう見ても上から目線で、命令口調で話す人だったので、それはスタッフも大変だろうなと他人事ながら思いました。

それでもセミナーの最後になると

「僕はみんなのことが大事なんだということがよくわかった、僕は変わる！」

と宣言をして、スタッフと抱き合いながら泣いていました。泣いて抱き合いながら、これから一緒に頑張ろうねと言っている。とても感動的でした。

でも、あとでその医院の人に聞いたところ、院長が話を聞いてくれたのは、1週間だけだったそうです。すぐに元に戻ってしまいました。

とりあえず僕の場合どうなったかというと、言葉遣いは変わりました。安易な言葉は話さないようになりました。人に伝える前に考えることにしました。

女性ばかりなので、セクハラやパワハラに取られるような言葉は避け、そういう状況も避けるようになりました。

早起きの習慣は今も続いています。朝3時には起きて、医院のカギを5時には開けています。朝が早い代わりに夜も早い。7時に閉院して自宅に帰り、9時には寝ています。

おかげで夜は飲みに行きません。スタッフとご飯を食べに行くのは、誕生会などの時だけです。以前は、○○さんは誘ってもらったのに自分は誘ってもらっていないとか、本当に大変でした。

早起き、掃除、朝礼を始めて、次第にわかってきたのは、どういう歯科医院を経営したいのかという具体的な目標が必要だということでした。

一般の企業では、社訓や社則、スローガン、経営理念といったものがあり、会社案内にも載っていると思います。

僕は社訓や経営理念について、そういうものがあるな、くらいにしか思っていませんでした。僕は歯医者であって経営者だという認識が欠けていたのだと思います。でも、よく考えたら重要なものだからこそ、すべての企業が掲げているんですよね。

歯科医院を開いた以上、僕は歯科医師であると共に経営者です。経営者としての常識を知るために、経営セミナーに行ったりコンサルタントに話を聞く中で、ベクトルを相手ではなくて自分に向けなければいけないということもわかりました。女性特有の心理であったり行動も学ばせてもらいました。

そして、何より一番重要なことは、自分がどういう仕事をしたいのかを明確にすることだと気がつきました。会社をどうしたいのか、スタッフにどうあってほしいのか、それを決めないといけないわけです。

つまり、経営理念や社訓、社則です。

そこで相談したのがストーリーアーツ&サイエンス研究所の岡田勲《おかだいさお》氏でした。

岡田氏は『神話の法則』（クリストファー・ボグラー／愛育社）の翻訳をした方で、ハリウッドのストーリーメイキングの手法を使った企業分析などを行っています。『神話の法則』は、文化人類学者のジョセフ・キャンベルが世界中の物語には一定のパターンがあるとした「英雄の旅」をベースに書かれていますが、ハリウッドの映画コンサルタントがストーリーメイキングに応用したノウハウ本です。ご興味のある方は、映画「ファインディング・ジョー『英雄の法則』」をご覧ください。ハリウッド映画の多くが、この「英雄の旅」をベースに作られています。

物語に法則性があることは以前から知られていましたが（たとえば東京・青山にあるシナリオセンターでは物語を48の類型に分けます）、ジョセフ・キャンベルはそれをさらに整理し、シンプルなストーリーラインに整理しました。キャンベルの研究を知ったジョージ・ルーカスがシナリオの相談に行き、そこからスターウォーズが生まれたことで有名になりました。キャンベルによれば物語には数パターンの元型があり、たとえばスターウォーズは貴種流離譚の基本形で作られています。

ごく普通の生活を送る主人公（スターウォーズのルーク・スカイウォーカーは平凡な農夫でした）に、賢者（スターウォーズの場合はオビワン・ケノービですね）が道を示し、仲間と共に冒険に出て、苦難の末に（デス・スターでの戦いです）、高貴なもの（レイア姫です）を手に入れ、王となる（ルーク・スカイウォーカーはジェダイの騎士になります）。

スターウォーズの大成功を受けて、現在のハリウッドのシナリオは神話の法則をベースとした厳密なルールのもとに作られているそうです。神話の法則に沿った物語を人は無条件に面白いと感じるようにできているのです。

このノウハウを広くビジネスに応用したのが岡田氏であり、岡田氏は神話の法則を人生におけるステージに見立てています。

物語は人生の縮図です。だから心が打たれるのです。各自の生きてきた経験を神話の法則に当てはめると、自分が人生のどんなステージにいるのか描き出すことができるのです。

■自分の中から言葉を探す旅

経営理念を作るために、岡田氏のもとへ半年通いました。

僕はどんな会社を作りたいのか？

話を続けるうちに、今までの真逆、院長がいなくても成り立つような組織がいいのではないかと思うようになりました。

院長を頂点としたピラミッドではなく、平らな組織です。リーダーがいなくても運営され、一人ひとりが自主的に判断し、行動し、結果が出る。

そして、一人ひとりの目標達成が組織の目標達成につながっていく、そういう組織が理想だと思いました。

そんな組織の中で、一人ひとりのスタッフがやりがい、楽しさ、成長を感じられていくような、そういうチームを作ろうと目標を決めました。

それを実践している会社はすでにあって、具体的には長野の中央タクシーさんや伊《い》那《な》食品工業さんです。どちらの会社も、社員の自主性が非常に高いことで有名です。

伊那食品さんは、岐阜で寒天を作ってる会社です。元々は木材屋さんで、広大な土地があり、もったいないからと寒天を作り始めたんだそうです。サイドビジネスみたいな形で始めた会社なんですね。

塚越さんという素晴らしい社長さんが会社を良くしようと、従業員の思考改革とか環境整備とかをずっとされています。

社風がすごく良く、社員教育の見本のような会社です。トヨタの社長も見学に来たことがあるそうです。

何が普通の会社と違うかといえば、従業員の満足度がかなり高いんですね。満足していて、やりがいがあって、自主的に行動する社員さんの集まりになっています。

やっていることは、環境整備であったり改善活動であったり、当たり前のことを徹底的にやってるだけなんです。

■理想の会社はリゾートのような楽しい場所

伊那食品へは実際に行きました。すごくきれいでいい会社でした。

会社側も従業員のための行事も考えていて、とても居心地がいい。

どこに行くよりも職場にいたい、みんながそういう思いなんだそうです。

驚いたことに、社員が休日に自主的に工場の掃除に行っているんです。

そんな会社、聞いたことありませんよね。今どきは休日出勤させようものなら、反発されて大変です。

こんな会社を理想にしたいと思いました。そこに近づいていけるようにしようと思いました。

僕はひとりで勝手に、会社リゾート大作戦と言ってるんですけど、リゾートにいるよりも社内で仕事している方が楽しかったり、癒される出会いがあったり、やりがいを感じる職場にしたいなと思っています。

風通しが良く、働きがいと未来への夢が持てる会社を目指しています。

当時の僕の医院は逆でした。

スタッフは言いたいことが言えない、自分から行動することもないし、仕事をしていても楽しくない。僕が楽しくないのですから、スタッフが楽しいわけがないですよね。

スタッフがのびのびと働ける環境を作りたいと心からそう思いました。

岡田勲氏の元へ通いながら経営理念を作ったのですが、これは経営者として自分が何を大事に考えているのかを探り出す作業でした。

どんな言葉が自分の胸に刺さるのか、小さなころからの経験や考え方を引き出しながら探っていくのです。出てきた言葉から経営理念を作り、それを岡田勲氏に添削してもらいます。

たとえば、僕が『仲間と共に地域に貢献できる企業』みたいな理念を作って持っていくと、「これはまだ極まってないねえ」「響かないねえ」と評されました。そうして半年続けました。

僕は兄弟もなく、友達も少なかったので共同作業や集団活動など、ほとんどしていません。ところが、最終的に出てきた単語は〝仲間〟でした。

人と人の関係づくりに関する言葉が多く出てきたのです。自分が育った環境とは真逆の言葉だったので、不思議な気がしました。

そうしてできた最初の経営理念が『絆』でした。早いもので、もう15年以上前になります。

昨年から組織の中でいろんな話し合いをし、『絆』だけだとわかりにくいため、『絆創造』という言葉を今の理念にしています。これは、人と人とのつながりを受け身ではなく自ら積極的に作り、まず自分の周りから幸せにしていくという、僕たちの基本的な考えをベースにした発想です。

自分が幸せになる一番の近道は、まず自分が自分の身近な人を幸せにすることなのです。

■理念を浸透させていく所

理念はできましたが、スタッフに伝える方法がわかりません。

それで、紙に大きく「絆」と書いたものを医院の壁に貼ることにしました。でも、全然ダメでした。文字通り、絵に描いた餅です。

次は、僕も含めスタッフ全員で毎朝唱和しました。

「理念は絆」

みんな素直にやってくれました。このころには空気も良くなっていたので、首をかしげながらもやってくれました。

だから、「うちの理念はなんだ?」「絆です!」みたいなやり取りはできるのですが、でも、それで終わり。理念はこれだって言っただけなんです。

貼って、唱和して、でも何も変わらず、何もできなくてどうしたらいいのかわからなくなりました。


理念が組織の行動原理にならないといけない。

そこで、理念に沿った行動を行動指針として具体的に文章化しました。そして、理念に沿った行動や考え方とは何なのか、それをみんなで話し合ってもらうようにしました。

朝礼では、理念に沿った行動を具体的に発表してもらうようにしました。基本はあいさつ・返事・掃除ですが、業務上のことも多くあります。

最初は変われない職場でした。空気が悪く、変われない職場だったんです。

でも、『絆創造』という経営理念が浸透した今は、変われる職場になっています。変われない職場が変われる職場になって、次に僕が求めているのは、自主的に変わる職場です。

まだ中途段階なのですが、今やっていることが浸透していくと、おのずと変わる職場になっていくんだろうなと期待しています。

■習慣を変える４つの仕組み

理念を浸透させるためにどうしたらいいかと、いろいろ聞いて回った結果、わかったのは仕組み作りが必要だということでした。

理念があり、それを体現させていく。体現させることで信頼関係を作り、それができるように支援していく。

こういう流れを作らないと経営理念を作る意味がないのです。

理念・体現・信頼・支援の４つがセットになって、初めて経営理念を作った意味があります。

そして理念を体現する、信頼するというのは仕組みなのです。理念に沿った行動を示し、行動しやすくする仕組みづくりが必要なのです。

朝礼で『Ｇｏｏｄ＆Ｎｅｗ』の発表を行うというのが、理念を体現する仕組みです。そこでスタッフの発表する内容が理念の体現ですね。

理念があり体現させ、信頼を支援するという仕組みができれば、あとは理念の体現は一人ひとりが埋めていく。その過程で良い人間関係と社風ができるのだということがわかり、実践しています。

そこまでうまく機能すれば、支援の段階で理念が浸透します。すると、会社が変わっていきます。

そういう仕組みが習慣になれば、一番いいのです。

マザーテレサもおっしゃっています。思考を変えなさい、言葉を変えなさい、行動を変えなさい。

習慣が変われば、人生も変わるのです。

人生が習慣で決まるとすれば、会社の中のスタッフの習慣を変えるというのが会社を変える大きな武器になる。

そういうわけで、今は習慣を変えるための仕組み化を行っています。
その中で大きなものが４つあります。

・言葉を変える
・表情を変える
・動作を変える
・イメージを変える

言葉を変えるというのは思考を変えることにつながりますし、行動を変えるというのは教育者の森信三が提唱したしつけ三原則につながります。

しつけ三原則とは、

・朝、必ず親にあいさつをする子にすること

・親に呼ばれたら必ず、「ハイ」とハッキリ返事のできる子にすること
・履物を脱いだら、必ずそろえ、席を立ったら必ず椅子を入れる子にすること

子どものしつけなのでシンプルですが、この3つを徹底させることが、子どもだけでなく社会で生きていく上で大事、ということです。

あいさつ・返事・掃除を徹底的に指導していくことが習慣化につながります。

最後のイメージを変えるというのは、とにかく良い言葉を使い、良い言葉を使った未来のイメージを考えさせる。それをアウトプットさせていくということです。人生は習慣で変わるので、良い言葉を使い、良い未来をイメージすれば、毎日楽しく生きていけます。

それをみんなで承認していく仕組みを作るために、今は試行錯誤しています。

■言葉を変えるためにやってきたこと

ではどうやって言葉を変えていけばいいのか。

まずは言い換えです。マイナス言葉からプラス言葉へと、使う言葉を変えていきます。

そこで、使ってはいけない言葉と使って良い言葉を一覧にして貼り出しました。使ってはいけない言葉は「でも、だって、疲れた、どうせ、僕なんか」といったネガティブなものや、怒りの言葉ですね。不平不満の言葉は自分で自分を苦しめるから使うのはやめようと指導しました。

使っていいのは「ありがとう、ついてる、うれしい、たのしい、幸せです、許します」などのポジティブな肯定の言葉です。そういう言葉は積極的に使おうと言いました。

形から入ることで、中身は後から変わっていきます。

大人になって言葉遣いの指導をされるなんてと思われるかもしれませんが、まずは言葉を変えていくことから始めたわけです。

そしてスタッフにはそれを理屈として覚えてほしいと言いました。

医院の中には、ありがとうと書いた紙がいたるところに貼り出してあります。それが身についたからなのか、僕たちスタッフは患者さんが帰る時に、

「ありがとうございました」と言っています。

受付に患者さんが戻ってきて、その時に処置の内容などを渡すことがあります。

そういう時も受付担当

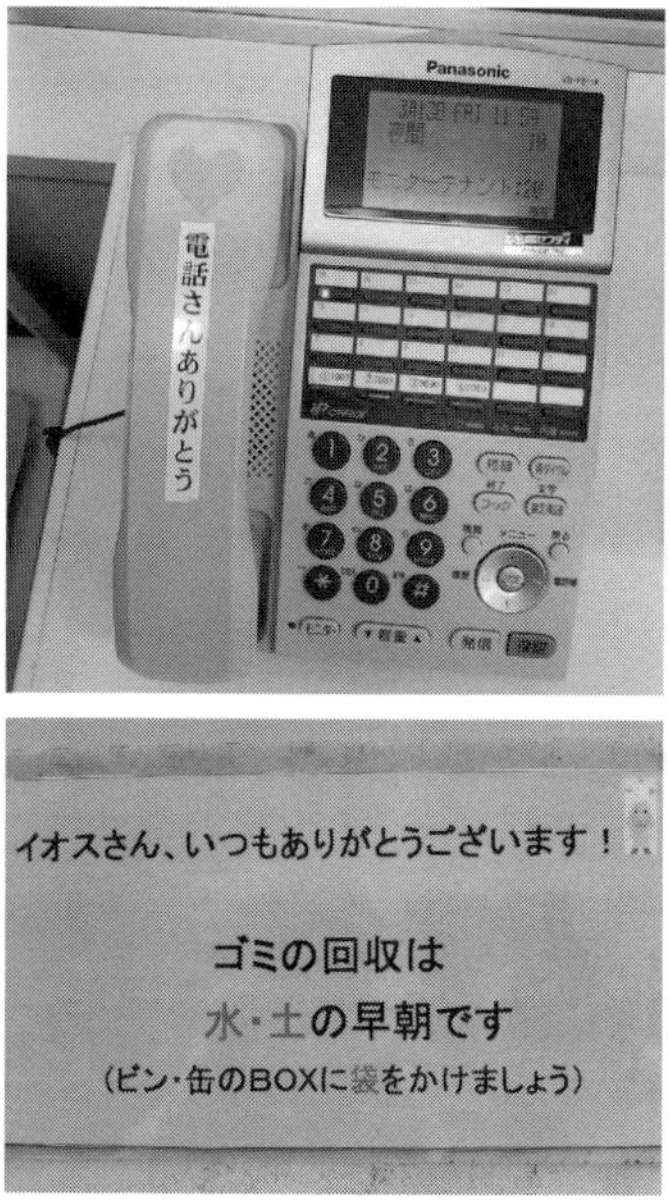

「ありがとうシール」を
各所に貼っている

は「おかえりなさい」と言います。

一般的には、「お疲れ様です」と言うんですが、それは使いません。

すべて、「ありがとうございました」でいいのです。


自分が口に出した言葉は、自分にもっとも影響すると思います。良い言葉を使い続けることで、自分も良くなり他人も良くなる。

ありがとうは良い言葉の代表格だと思います。

■言葉を変える目標設定シート

言葉を変えるための仕組みとして、目標設定シートを使っています。

1年に1回、目標設定シートを書いてもらい、それに対する評価を定期的にリーダーが行っていきます。

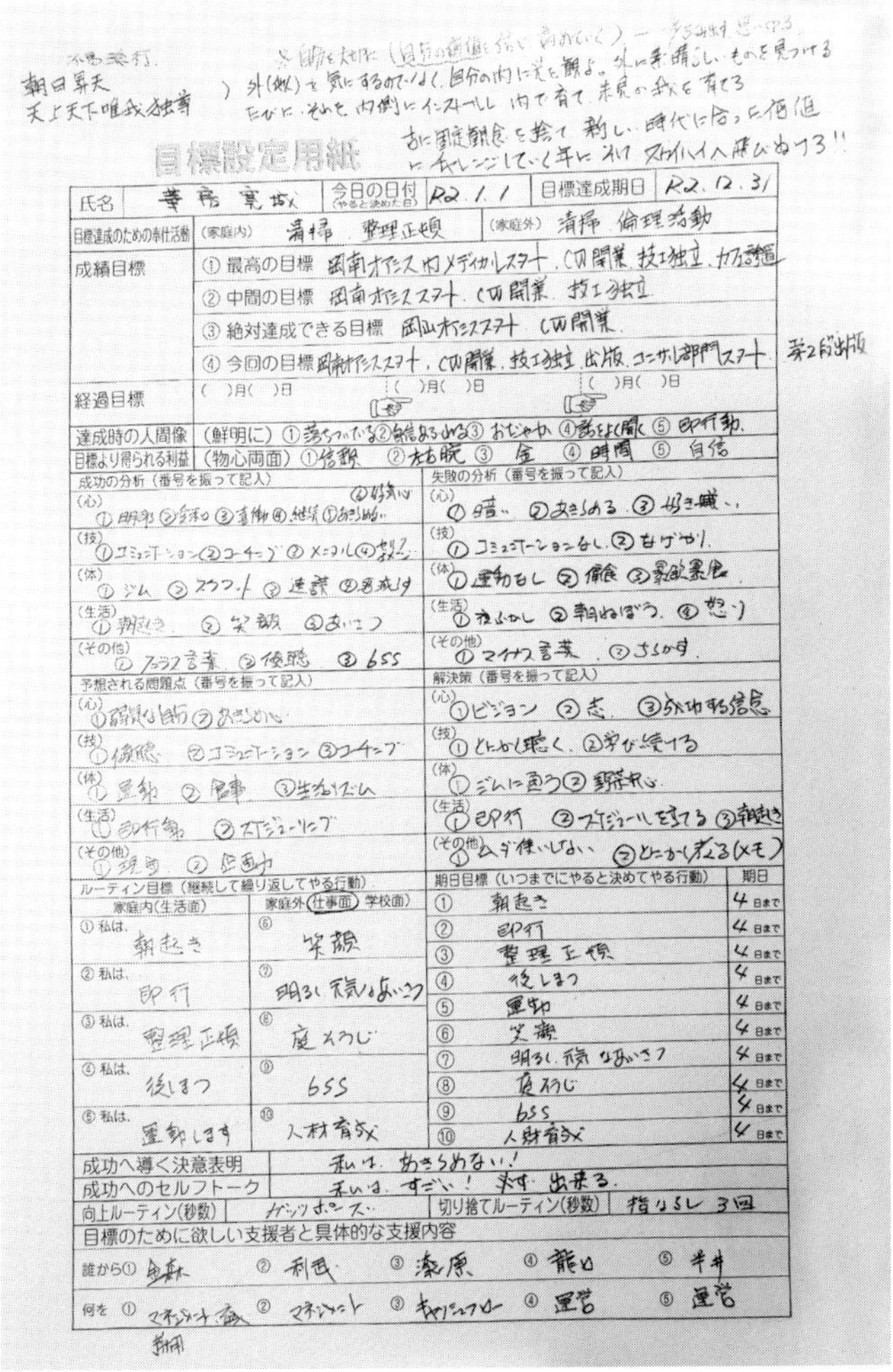

不言実行
朝日昇天
天上天下唯我独尊
※ 自分を大切に（自分の価値を信じて高めていく）—一歩踏み出す思いやり
）外（他人）を気にするのではなく、自分の内に光を観よ。外に素晴らしいものを見つけるたびに、それを内側にインストールし内で育て、未見の我を育てる
古い固定観念を捨て、新しい時代に合った価値にチャレンジしていく年にしてスカイハイへ飛びぬける!!

目標設定用紙

氏名	[illegible]	今日の日付（やると決めた日）	R2.1.1	目標達成期日	R2.12.31

目標達成のための奉仕活動	（家庭内）清掃、整理整頓　（家庭外）清掃、倫理活動
成績目標	① 最高の目標 岡南オアシス内メディカルスタート、CW開業、技工独立、[illegible]
	② 中間の目標 岡南オアシススタート、CW開業、技工独立
	③ 絶対達成できる目標 岡山オアシススタート、CW開業
	④ 今回の目標 岡南オアシススタート、CW開業、技工独立、出版、コンサル部門スタート、第2弾出版
経過目標	（ ）月（ ）日　（ ）月（ ）日　（ ）月（ ）日
達成時の人間像	（鮮明に）①落ちついている ②自信あふれる ③おだやか ④話をよく聞く ⑤即行動
目標より得られる利益	（物心両面）①信頼 ②右腕 ③金 ④時間 ⑤自信

成功の分析（番号を振って記入）	失敗の分析（番号を振って記入）
（心）①明朗 ②素直 ③[illegible] ④継続 ⑤あきらめない ⑥好奇心	（心）①暗い ②あきらめる ③好き嫌い
（技）①コミュニケーション ②コーチング ③メンタル ④[illegible]	（技）①コミュニケーション不足 ②[illegible]
（体）①ジム ②スクワット ③速読 ④[illegible]	（体）①運動なし ②偏食 ③暴飲暴食
（生活）①朝起き ②笑顔 ③あいさつ	（生活）①夜ふかし ②朝ねぼう ③怒り
（その他）①プラス言葉 ②傾聴 ③6SS	（その他）①マイナス言葉 ②[illegible]

予想される問題点（番号を振って記入）	解決策（番号を振って記入）
（心）①弱気な自分 ②あきらめ心	（心）①ビジョン ②志 ③成功する信念
（技）①傾聴 ②コミュニケーション ③コーチング	（技）①とにかく聴く ②学び続ける
（体）①運動 ②食事 ③生活リズム	（体）①ジムに通う ②野菜中心
（生活）①即行動 ②スケジューリング	（生活）①即行 ②スケジュールを立てる ③朝起き
（その他）①[illegible] ②企画力	（その他）①ムダ使いしない ②とにかく書く（メモ）

ルーティン目標（継続して繰り返してやる行動）

家庭内（生活面）	家庭外（仕事面・学校面）
① 私は、朝起き	⑥ 笑顔
② 私は、即行	⑦ 明るく元気なあいさつ
③ 私は、整理整頓	⑧ 庭そうじ
④ 私は、後しまつ	⑨ 6SS
⑤ 私は、運動します	⑩ 人材育成

期日目標（いつまでにやると決めてやる行動）	期日
① 朝起き	4日まで
② 即行	4日まで
③ 整理正頓	4日まで
④ 後しまつ	4日まで
⑤ 運動	4日まで
⑥ 笑顔	4日まで
⑦ 明るく元気なあいさつ	4日まで
⑧ 庭そうじ	4日まで
⑨ 6SS	4日まで
⑩ 人財育成	4日まで

成功へ導く決意表明	私は、あきらめない!		
成功へのセルフトーク	私は、すごい! 必ず出来る。		
向上ルーティン(秒数)	ガッツポーズ	切り捨てルーティン(秒数)	指ならし 3回

目標のために欲しい支援者と具体的な支援内容

	①	②	③	④	⑤
誰から	[illegible]	[illegible]	[illegible]	[illegible]	[illegible]
何を	マネジメント [illegible]	マネジメント	キャッシュフロー	運営	運営

毎年作成する、目標設定シート

部署によって異なりますが、ひとつのグループが10人以下になるようにしています。チェックするのはだいたい月に1回です。

目標設定シートは大手企業であればどこでも使っていると思いますが、まず業務上の自分の目標設定をします。いつまでに何をどの程度行うかという目標を書きます。そして次に、その目標の達成のための行動戦術をイメージします。イメージして、そこに障害となるものがあれば、こうすれば改善できるということを具体的に書きます。

歯科医院の業務上の目標なので、具体的には一つひとつの技術をどのように習得するか、が大きなテーマになります。

コミュニケーションの部分でのスキルもあるし、衛生士としてのスキルもあり、後輩に対する育成スキルもある。それぞれを分けて、どの部分を改善していくかという指導を行っています。

■誕生日には医院長からのメッセージカード

スタッフとの信頼を醸成する意味で、誕生日にメッセージカードを送ることもずっと続けています。

秘書に毎月の誕生日リストを作ってもらい、その日に合わせてバースデーカードを書いて渡しています。今、スタッフは80人くらいいますが、全員に渡しています。基本アナログなので、手書きです。

文房具屋さんに行くと、かわいいメッセージカードがたくさん売られています。それを自分で買ってきて、手書きで書いています。昔から女性に対してはマメだったんです。モテなかったから、マメさでカバーしていました。

そして、毎月毎月、誕生会を開いています。全員が出席するような会では話ができないので、少人数での集まりがいいなと考えました。

誕生会なら、人数がちょうどいいんです。誕生月の人とは少人数で話すことで、自然と深い話ができます。

若いスタッフが多いので、彼氏の話や恋愛話がやっぱり多いです。スタッフ間の信頼関係ができている証拠だと思うのですが、みんな結婚前になったら医院に彼氏を連れてきて、紹介してくれます。ありがたいことです。

年に２～３回は結婚式と出産があるので、環境作りをどんどんしています。すでに保育士も何人かいるので、スタッフが困った時は子どもを連れてきて仕事してもらうことも行っています。

第5章

人として社会人として当たり前のこと

05

「マメ」なコミュニケーション

■変われないチームを変われるチームに変える

僕のこうした取り組みが簡単にいくわけもなく、最初のころは大変でした。

面と向かってスタッフに言われました。

「興味ないです」

「仕事と関係ないですよね」

「歯医者以外のことには、ついていけません」

「専門以外のことは一緒にしませんから」

それに対して、君のためだから仕事と関係ないけど参加してみないかとか、女性ならは興味を持つだろうと、もっと一人ひとり魅力が上がるからとカラー分析をやってもらったり、いろいろ試しました。

経営の勉強であったり自分磨きであったり、いろいろやりましたが、結局３分の１ぐらいの人は顔も出しませんでした。

当時は変われないスタッフだったんです。でも、今は違います。声をかけたら、全員来てくれますよ。

全員が、変われるスタッフになったんです。

これからは、自らが勝手に変わるスタッフになってほしいと期待しています。

いつも言っているのは、

「何のためにこの仕事をしてるのか」

朝礼では「何のために?」「どうなりたいの?」「自分のいいところはどこ?」という問いかけをして、それをいかに自分事としてとらえ、行動に移すかをやっています。

最近4、5年は、新人研修の時にそれを徹底的にしています。

社会人としてのイロハを学ぶ

女性スタッフと仕事をしていく上で、一番重要なことはマメなコミュニケーションなんです。

マメなコミュニケーションをとるためのツールとして、部下を持つスタッフとの交換日記を行っています。

新入社員は特にですが、入社して半年間は交換日記をします。一般的には業務日報です。日々の仕事内容とそれに対する反省、反省に対しての改善行動を書いてもらいます。

それを上司であるスタッフが毎日、僕は週に一回、読んでいます。5年くらい前から始めていますが、交換日記をすることによって離職率が大きく変わりました。これはもう全然違います。最近は離職者がほぼいません。

若いスタッフも多いので、交換日記をすることでかまってもらってる感があるのではないかと思います。「ああ、自分はここに居ていいんだ」という承認欲求が満たされ、安心感があるのでしょう。

恐る恐る始めましたが、みなさん、自分が勉強したことを転記したり、すごい量を書いてくれます。きっと読んだら誰でもびっくりされると思います。

おせっかいに思えるかもしれませんが、みんな嫌がりません。

社会人研修も入社時に行っています。社会人のイロハを教える研修ですね。

僕たちは歯科医療人ですが、歯科医療人の前に社会人なんだ、社会人の前に人なんだ、と徹底的に言っています。

僕たちは苦労して歯科医療人になったけれど、その前に医療人としての当たり前が身についているだろうか？　その前に社会人としての当たり前が身についてるだろうか？　社会人としての前に、人としての当たり前が身についているだろうか？

そういうことを最初に言います。

幼稚園で習ったような当り前ができてない人もいます。それは今さらではあっても、教えてあげないといけない。

そういう風に思っているのだと、入社時に徹底的に伝えています。普段からそれを教えられるような組織になっていけたら理想的です。

先輩や上司が見本となって、そういう当たり前を伝えて、気づかせることで基本ができる。

社会人として当たり前のことが身についていくと、専門的なことも自然に磨かれていくのです。

■『ありがとう大賞』で感謝する

『ありがとうカード』というものがあることは前述の通りです。

これは目標設定シートの一種ですが、業務を離れて広い意味での自己肯定感を上げることを目的に行っています。ファイルに入れて、個人で持ってもらっています。

ありがとうカードには、自分が自分に対する評価として、これができるようになった、あるいはこうなってほしいと期待することを書いてもらいます。また、他のスタッフに対して感謝することをありがとうと書きます。

それを読む上司はスタッフの変化を認めてあげやすくなります。そして、上司側はありがとうカードの中に、これが良くなったねとほめて、今後の期待することも書いておきます。

ほめることなので、コミュニケーションも円滑になります。

よくできるようになったね、次はこういうことをあなたには期待しているよというこことを本人を目の前にして口で言うのはなかなか難しいものですが、ありがとうカードを使えば、伝えることができます。

書かれた内容に対して上司が評価をしていきますが、直属の上司ではない僕のような立場や、別の統括担当もフィードバックを与えることができます。これは人事面からも組織運営の面からも効果的だと思います。

また、自己啓発プログラムのひとつである『感謝ワーク』を朝礼でやることもあります。お互いにいいところを言って、ありがとうと言うことで、自己肯定感を高めます。

半年に1度、『ありがとう大賞』も選出します。

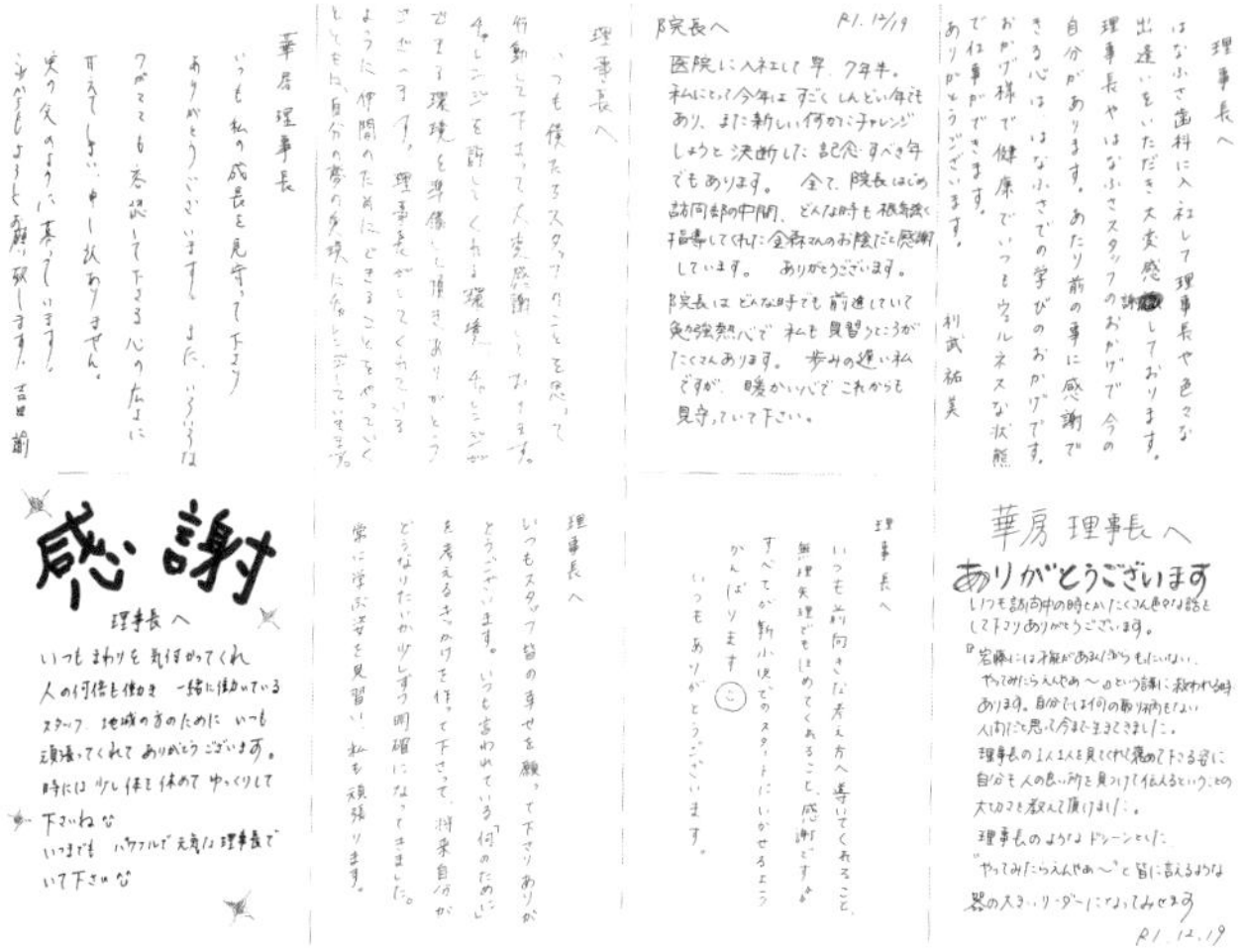

理事長へ
はなふさ歯科に入社して理事長や色々な出逢いをいただき大変感謝しております。理事長やはなふさスタッフのおかげで今の自分があります。あたり前の事に感謝できる心ははなふさでの学びのおかげです。おかげ様で健康でいつもウェルネスな状態で仕事ができます。ありがとうございます。
利武祐美

院長へ　R1.12/19
医院に入社して早7年半。私にとって今年はすごくしんどい年でもあり、また新しい何かにチャレンジしようと決断した記念すべき年でもあります。全て、院長はじめ訪問部の仲間、どんな時も根気強く指導してくれた金森さんのお陰だと感謝しています。ありがとうございます。
院長はどんな時でも前進していて勉強熱心で私も見習うところがたくさんあります。歩みの遅い私ですが、暖かい心でこれからも見守っていて下さい。

理事長へ
いつも僕たちスタッフのことを思って行動して下さって大変感謝しております。チャレンジを許してくれる環境、チャレンジができる環境を準備して頂きありがとうございます。理事長がしてくれているように仲間のためにできることをやっていくことは、自分の夢の実現になると思っています。

華房理事長
いつも私の成長を見守って下さりありがとうございます。また、いろいろ容認して下さる心の広さに甘えてしまい申し訳ありません。実の父のように慕っています。これからもよろしくお願い致します。
吉田

感謝
理事長へ
いつもまわりを気付かってくれ人の何倍も働き一緒に働いているスタッフ、地域の方のためにいつも頑張ってくれてありがとうございます。
時には少し体を休めてゆっくりして下さいねな
いつまでもパワフルで元気な理事長でいて下さいな

理事長へ
いつもスタッフ皆の幸せを願って下さりありがとうございます。いつも言われている「何のために」を考えるきっかけを作って下さって、将来自分がどうなりたいか少しずつ明確になってきました。常に学ぶ姿を見習い、私も頑張ります。

理事長へ
いつも前向きな考え方へ導いてくれること、無理矢理でもほめてくれること、感謝ですな すべてが新小児でのスタートにいかせるようがんばります ☺
いつもありがとうございます。

華房理事長へ
ありがとうございます
いつも訪問中の時とかたくさん色々な話をして下さりありがとうございます。
『宮崎には才能があるんだからもったいない、やってみたらえんやん〜』という言葉に救われた時あります。自分では何の取り柄もない人間だと思って今まで生きてきました。
理事長の1人1人を見てくれて褒めて下さる姿に自分も人の良い所を見つけて伝えるということの大切さを教えて頂けました。
理事長のようなドシーンとした"やってみたらえんやん〜"と皆に言えるような器の大きいリーダーになってみせます
R1.12.19

スタッフからいただいた『ありがとうカード』

『ありがとうカード』をみんなに配って、『ありがとうカード』を通して、他の人から名前の出た数が多い人に、トロフィーを渡しています。『ありがとうカード』を通して、他人を肯定し、自分を肯定してもらう作業を繰り返すと、やがて自分で自分を肯定していくことができるようになります。

スタッフ全員の自己肯定感を高めることは容易ではありませんが、『ありがとうカード』はそれを無理なく行えるプログラムなのです。

■感謝を言葉にする意味

僕は歯科医師ですが、ひとりでは仕事はできません。歯を治療することは、助けてくれる仲間がいないとできないことです。今さらながらそのことがわかってきて、周りに対する感謝が強くなっています。

いつもみんなに支えられているなと思うと、ありがとうという言葉が本当に自然に出ます。今に対する感謝しかありません。

組織運営のレベルを上げようとスタッフの自己肯定感を高める努力をしてきましたが、振り返って考えれば、ようするに自己肯定感

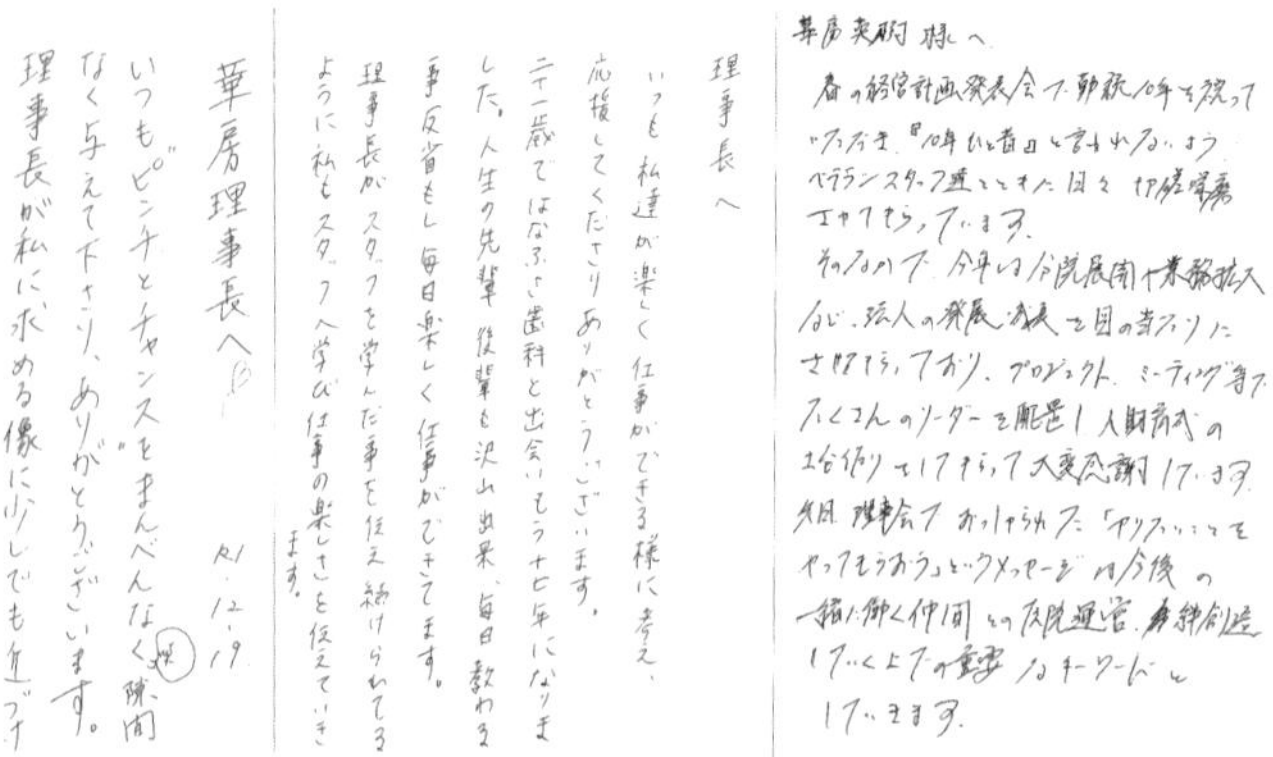
華房奕明様へ
春の経営計画発表会で勤続10年を祝っていただき『10年ひと昔』と言われるくらいベテランスタッフ達とともにした日々が経営基盤を作ってもらっています。
そのなかで今年は分院展開や業務拡大など、法人の発展・成長を目の当たりにさせてもらっており、プロジェクト、ミーティング等でたくさんのリーダーを配置し人財育成の土台作りをしてもらって大変感謝しています。
先日理事会でおっしゃられた「やりたいことをやってもらおう」というメッセージは今後の一緒に働く仲間との医院運営、価値創造していく上での重要なキーワードとしていきます。

理事長へ
いつも私達が楽しく仕事ができる様に考え、応援してくださりありがとうございます。
二十一歳ではなふさ歯科と出会いもう十七年になりました。人生の先輩・後輩も沢山出来、毎日教わる事反省もし毎日楽しく仕事ができてます。
理事長がスタッフを学んだ事を伝え続けられてるように私もスタッフへ学び仕事の楽しさを伝えていきます。

華房理事長へ
いつもピンチとチャンスをまんべんなく隙間なく与えて下さり、ありがとうございます。
理事長が私に求める像に少しでも近づけ
R1.12.19

スタッフが書いてくれた想いのつまった手紙

が高いとは、いつも神様が見てくれていると思って暮らすことではないでしょうか。

どういうことかといえば、僕自身の判断基準は、神様がほめてくれる生き方をしているかどうかなのです。

「天を向いて恥じず」という言葉をいつも心に抱いています。

子どもにご褒美をあげる時も、ありがとうと喜んでもらえれば、次もあげたくなりますよね。すべての出来事を神様が用意してくれていると感じれば、何もかもに感謝したくなります。神様が喜んでくれるだろうと思うのです。

自分で自分を肯定する基準は何かといえば、理想的な自分に近づいているかどうかであり、その理想の自分に恥じない自分であれば肯定できるはずです。そのチェックを自分にとっての上位概念、実際に神様がいるいないとは無関係に、自分より上位の意思を設定し、その意思がチェックしていると思うことで、理想の自分のイメージを維持できるのです。

そういう意味で、僕は自分がありがとうという言葉をたくさん使うようになったのではないかと考えます。

天を向いて恥じず。

その言葉を常に意識しています。

これは、歯科医院の運営だけではなく、すべてにおいてです。

日本には言霊信仰があり、言葉の音それ自体が、実相世界に影響すると考えます。以前、そうした研究をしている方に言葉について習ったことがあります。

目についたさまざまな言葉から、自分の今に対するメッセージを読み取るというものです。

言葉自体に力があるのだろうと思います。良い言葉だけを使い続けることは、考え方や行動をも変えていく力がある。

その中でも感謝の言葉が持つ力は、非常に強いのだろうと思います。

■感謝ほど大切なものはない

本気のあいさつとは何か、ということを問われたことがあります。あいさつに本気も嘘もないだろうと思うのは、少し違います。本気か本気でないかは、すごく大事です。

自分の夢や目標に本気になると、そこから出る言葉は本気になります。そうした自分の目標に対して本気でないと、あいさつも本気になれません。自分を信頼して、自分を好きで自分を良くしたいと思っていれば、それが自分を大切にすることにつながるのです。自分を大切にするということは「自分の可能性を信じきる」ということだと思います。

自分の可能性について、もっともっと僕はすごくなれる、絶対にこの目標はかなえられる、僕がいるところはすごい場所だと思うことができれば、それが自分を好きになるということだろうと思います。

自分を好きで大切にしている＝自分の可能性、夢、目標を信じ、自分はそれに値する人間なんだと感じられている。であれば、それに対して本気で取り組むことができないのはおかしいですよね。

そういう前提に立てば、本気のあいさつの意味がわかります。自分を好きで本気で信頼しているのなら、本気であいさつもするでしょうし、行動もするでしょう。

自分が自分を好きなら、今の自分を支えてくれている人たちに感謝し、彼らを大切にできるはず。

そこで本気のあいさつが成り立つのです。

それに、何事も気持ちが入っていた方が相手に伝わりますし、こちらも気持ちがいいので、同じやるなら気持ちを込めてやった方がいい。

ありがとう、と感謝を言葉にすることも同じです。

今のこの瞬間を本当に大切にしたいという意味で、ありがとうと言う。今ここにいて、ここに生きていることに感謝する。そういう今にありがとうと言う。

疲れたという言葉は使わない。どんなに疲れていても、よく頑張ったね、ありがとうと言い換えをするようにする。疲れたと口にすれば、疲れたという言葉の響きに引きずられてしまうからです。

■トップが学び続ければ女性が働きやすくなる

どうして先生はそんなにセミナーに行ったり、勉強会をしたりするんですかとよく尋ねられます。

自己啓発や経営セミナーで、生きることに感謝するということを学ぶと聞き、金を払って小学生みたいなことを教えられてありがたがって、だからうちの社長はバカなんだ、と思う人もいるでしょう。

しかしよく考えてください。そうしたセミナーを受けた先輩方には松下幸之助さんがいます、井深大さんがいます、そうした大実業家がみんなバカだったと思いますか？

そんなわけがないんです。

先日、スタッフと話をしていて、

「先生、じゃあ僕、ここにずっといられますよね？」

と言われたんです。

ああ、不安なんだ、とわかりました。仕事を続けていくことができるのか、保証がありません。これは考えていかないといけないと思いました。

契約の問題ではありません。態度で表さないといけないんです。

雇う時に、スタッフをいつでも変えられると思って雇うのではなく、ずっと雇い続けるというトップの覚悟がないといけないと思っています。

スタッフが結婚・出産によって一時期休むことになると、組織としては痛いのですが、それは応援するよ、ちゃんと戻ってこれるように席を用意しておくよと、こちら側が覚悟を決める。

女性と仕事をする上で一番重要なこと。それは、絶対的な〝味方〟になることです。

何があっても〝味方〟になると決めて行動しないと、女性たちの中で働くことは難しいと思います。

最近でさえも、まだ彼女たちに言われることがあります。

「ここが信用できません」

「本気で私のこと信じていますか？」

だから、上から目線の指示や命令はできません。こう考えているんだが、どうだろうか？　という、対等な関係といえばいいでしょうか。そう接しています。

ですが、最後は彼女たちも自分に任せてほしいんですね。

彼女たちの決定を聞いて、じゃあそれで任せるよ、という風に進めるのがいい。そのやり取りがしっかり行われていれば、彼女たちは安心する。そして１００％の力を発揮してくれる。安心感が何より大事なんです。

じゃあこれをこうやっておいて、ではダメ。やれよ、なんてもってのほかです。彼女たちの考えを聞いて、それを認可するのがスムーズに進めるコツです。

面倒くさくないと言ったら、嘘になります。だからこそ、自分自身の性格を変えてしまわないといけない。

そのための学びであり、セミナーに行ったり経営理念を作ったり本を読んだりという手間ひまと時間が必要だったのです。

■公衆便所を掃除する社長たち

経営に携わっている方は、常に悩んでいます。
悩んで悩んで、そして何をするのか？

公衆便所の掃除をする集まりがあります。ゴールデンタイムにＣＭを打っている大手自動車用品チェーンの社長が呼びかけて、名だたる経営者たちが公衆便所を掃除しています。

なぜそんなことをするのでしょうか？

便所掃除と経営がどう関係するのでしょう？

普通、会社の社長が会社の便所掃除をすると新聞ネタになるぐらいです。

経営の本質を突き詰めれば、いかに人と付き合うかにつきます。人を雇って使う、自分より金儲けがうまい人と付き合う、自分よりずっと貧乏な人と付き合う、ありとあらゆる人間とありとあらゆる付き合い方をする、それが経営者です。他人の人生の面倒を見る覚悟をした人たちです。

そうした先輩たちが一生をかけて結論を出すのが、人のために生きることだったり、他人のおかげで生きていると知ることだったり、傾聴だったりするわけです。

先日、僕も経営者の研修で便所掃除をしました。便器の中に手をグイっと突っ込みました。

掃除をしていると、自然に頭も目線も下がるのです。気が付かなかったことに気付くようになるのです。してあげているのではなく、させていただいている。それが、うまくいくための言動にもつながり、自分の身勝手な言動ではなく、社長として経営者として人を導いていける言動を学びになるのです。

後輩には、素直・謙虚・感謝を常に持っておくようにと言っています。

会社を潰すのは、無知とおごりです。素直・謙虚・感謝を常に意識して持つようにしないとダメなんです。意識しないと、気持ちがもちません。

他を知らないから業界の中での上下関係しかないし、医院の中にいると自分が絶対的なリーダーなので、批判とかそういうものは来ないんですよ。

みんなに敬われるのは、一番居心地がいいじゃないですか。そのポジションを失いたくないから、医院を大きくできない人が多いのではないでしょうか？

そこから脱却するためにも、便所掃除です。

経営者として従業員たちを守っていく覚悟がないとなかなかできない。気持ちがいい部分を通りこさないと経営はできません。

開業当初、僕は他人のせいにばかりしていました。それが学びを通して（こういう経営初心者特有の言い回しが苦手な人もいるでしょうが）自責に変わってから、少しわかってきた気がします。

いつも危機感を持って経営に当たっていますが、それはスタッフに伝わらないですね。一番わかってほしいんですが。

経営者が集まると盛り上がるのは、危機感や孤独感をわかり合えるからでしょうね。

■顧客満足度を上げる〝ほめる〟技術

2年ほど前から、人材育成の一環として『ほめ育』の勉強をしています。聞きなれない言葉だと思いますが、原《はら》邦雄《くにお》さんが始めた人材育成のノウハウで、ほめることで人を育てるというものです。

原さんは元々飲食店の経営をしており、顧客満足度を上げるためにどうすればいいかを考えました。それにはスタッフの満足度を上げることが必要で、スタッフの満足度を上げるために必要なことは〝ほめる〟ことでした。ほめられることは、高い賃金と同じぐらい重要な社会的報酬なのです。

１９２５年にエリザベス・ハーロックが小学生を対象に行った実験があります。３つのグループを作り、５日間それぞれ、ほめる・叱る・無視するを繰り返し、それが成績にどう影響するかを調べたのです。

それによると、ほめられた生徒の71％の成績が上がり、叱られた生徒で成績が上がった生徒は19％、無視された生徒は５％しか成績が上がりませんでした。

ほめることが、もっともパフォーマンスを上げるということですね。

ほめられて嫌な人はいません。『ほめ育』の良いところは、ほめる基準を明確にすることです。ただやみくもにほめるのではなく、何をしたらほめるのか、基準を明確にします。基準を満たせばほめ、基準を下回れば叱ります。基準が明確なので、伝わりやすいし、お互いに感情的にならずにすみます。

　そして定期的に上司との間で話し合いを持ち、お客様の満足度を上げるためにどうするか、それができているのかいないのかを一緒に話し合います。そこでほめるなり叱るなりを行うと、そこから自律的な行動に移しやすいんですね。言われなくても、自分から行動するようになるわけです。


　基準となるのは『ほめシート』というもので、非常にシンプル。歯科業務の個人スキルうんぬんの達成度ではなく、お客様とのコミュニケーションのわかりやすい基準を作ります。あいさつをしている、説明を十分に行っている、お客様が納得されるまで話を聞く、そういうことを一覧にして作成します。

　歌舞伎でも能でも基本の型が大事ですが、顧客満足度を上げるやり方にも型があるんです。この型を習得するのが『ほめ育』で、ほめるというのはあくまで手段。

目的は顧客満足度のアップなんです。

飲食業では接客に非常に重点を置きますが、歯科に限らず医療全体で患者さんに対して接客するという意識は低いというか、ほぼないんじゃないかと思います。

生き残りを考えた時、接客技術を伸ばすことが医療にとっても重要だと考え、原氏からコンサルティングのやり方を学んでいるところです。実際に原氏が企業に対して行うコンサルティングを見学させてもらうのです。

いずれは同業他社の接客スキルに関して、人材

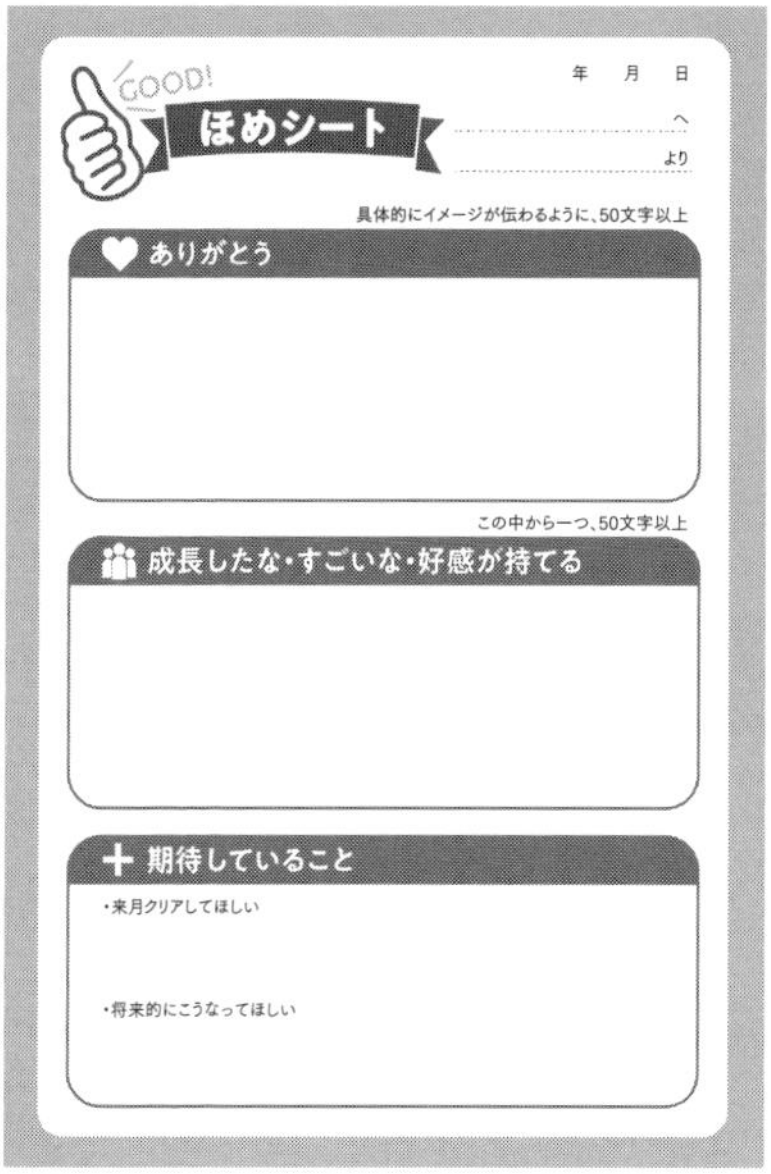

『ほめシート』なら、素直な気持ちが伝えやすい

育成や教育のお手伝いができればと思い、『ほめ育』のシニアコンサルタントの資格を取る準備もしています。

ブランド化した『ほめ育』という接客ノウハウを医療の現場に導入していきたいですね。そして、『ほめ育』の浸透により、変われないチームが変われるチームになり、その結果として最終ゴールである「自ら考え、行動し、自ら変わる」自立自走型メンバーの集団にしていきたいと思っています。

■経営目標を立てる意味

経営理念とは別に、より具体的な経営目標を作りました。それは、要約すると以下のような内容です。

私たちの理念

「絆創造」
全ての絆は私の一歩から

私たちは、人と人のつながり、
歯と命のつながり、赤ちゃんから老人への成長というつながり、
私たちは、人と人とのふれあいを大切にします。
人と人が出会うことは、何か縁があり、必然的に出会ったものです。
この出会いを大切に！！
私たちは、皆様の健康と幸せのため、
全力をあげて貢献します。

華城会の大切にすること（経営方針）

「未来の人々が心身共に健康になるため」私たちは「生きている喜び」を提供していく企業です。　**ー　ミッション（使命・志）　ー**

今、私たちが住む日本は、食材・食べ方・食習慣・生活習慣が乱れ、ストレスがあふれ、医療は疾病発見と治療ばかりに目を向け、病人ばかり増え、幸せで健全な社会とは言えない状況です。そのような中、私たちは人が中心の「人をつなぐ」文化を根付かせます。

未来の人が肉体的・精神的・社会的に満たされた身心共に「健康」になるためのサービスをメンバー全員で切磋琢磨し、提供し続ける企業です。

そのために私たちは

人を受入れ（受容）　**人を磨き（研鑽）**　**人を昇華します（覚醒）**

人は自ら可能性に気付き、磨き、自信を身に付けることで

自分とつながり（志）　**未来とつながり（夢）**　**全てがつながり（希望）**

健康で幸せな社会が形成されていくことが、私たちの目標です。そのために、私たちは以下の経営目標を掲げます。　**ー　ビジョン　ー**

❶生活者が、健康を守り育てるために、自ら集まる医院を創ります。
（病を見つける医院ではなく、病を作らない医院）

❷スタッフ一人ひとりが幸せで、やりがい・誇りを持てる医院を創ります。

❸スタッフ、クライアントが安全に診療できる医院を創ります。

❹女性が光輝く医院を創ります。

❺社会的弱者への貢献ができる医院を創ります。

❻他の医療機関、福祉施設と共に、良い医療を支える医院を創り、歯科の地位向上、地域社会への啓蒙活動を行っていく医院を創ります。

・生活者が自らの健康を守るために訪れる歯科医院を創る
・幸せで、やりがい・誇りを持てる医院を創る
・安心して仕事ができる環境を創る
・女性が光り輝ける組織を創る
・社会的弱者への貢献ができる医院を創る
・地域の中で医療介護に貢献できる歯科医院を創る

経営目標は具体的なアクションに変えていかないと意味がないと思ったので、1年に1回、経営計画発表会という、スタッフがこれからの仕事の目標や計画をシェアする会を行っています。

これは当院の経営理念である『絆創造』が具体的にどういうことを指し示すのか、スタッフ間で理解する助けになっていると思います。

またスタッフ間のコミュニケーションを密にすることで、職場環境は信頼できる

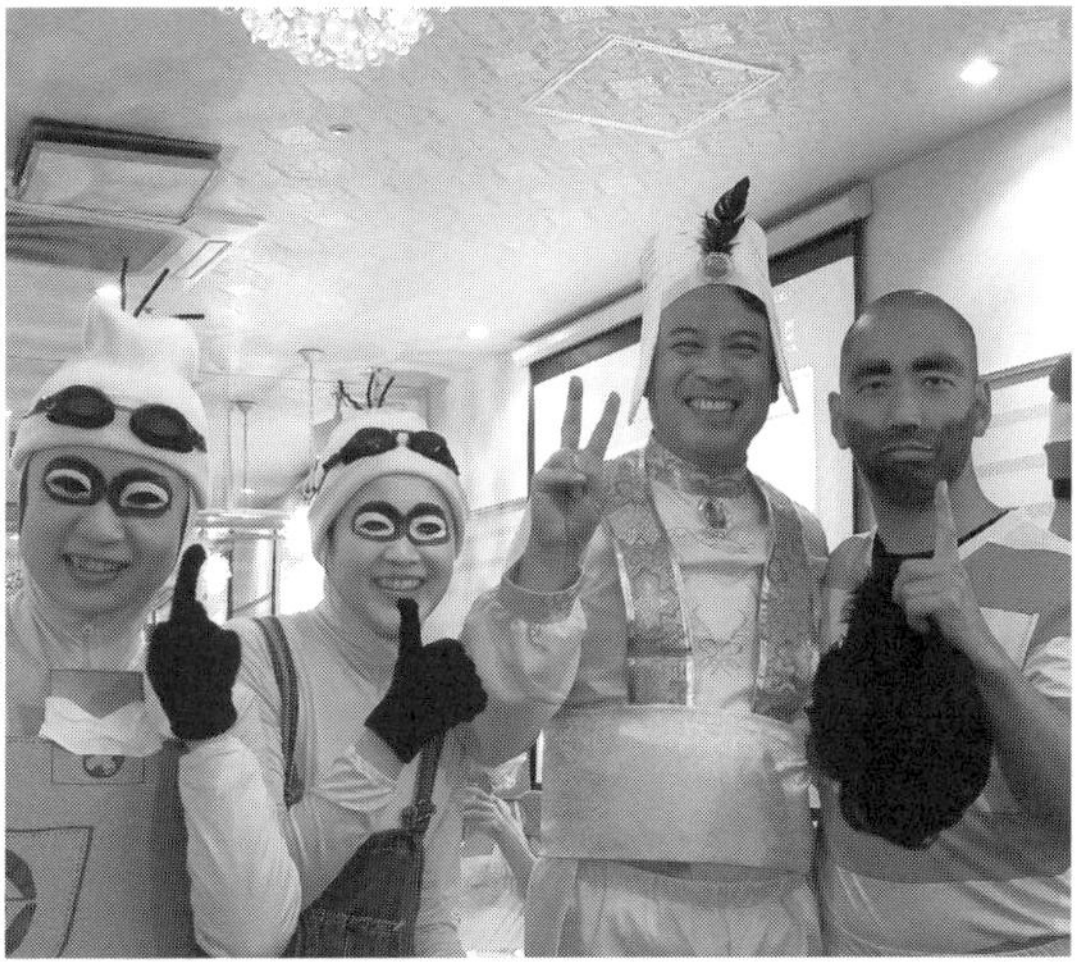

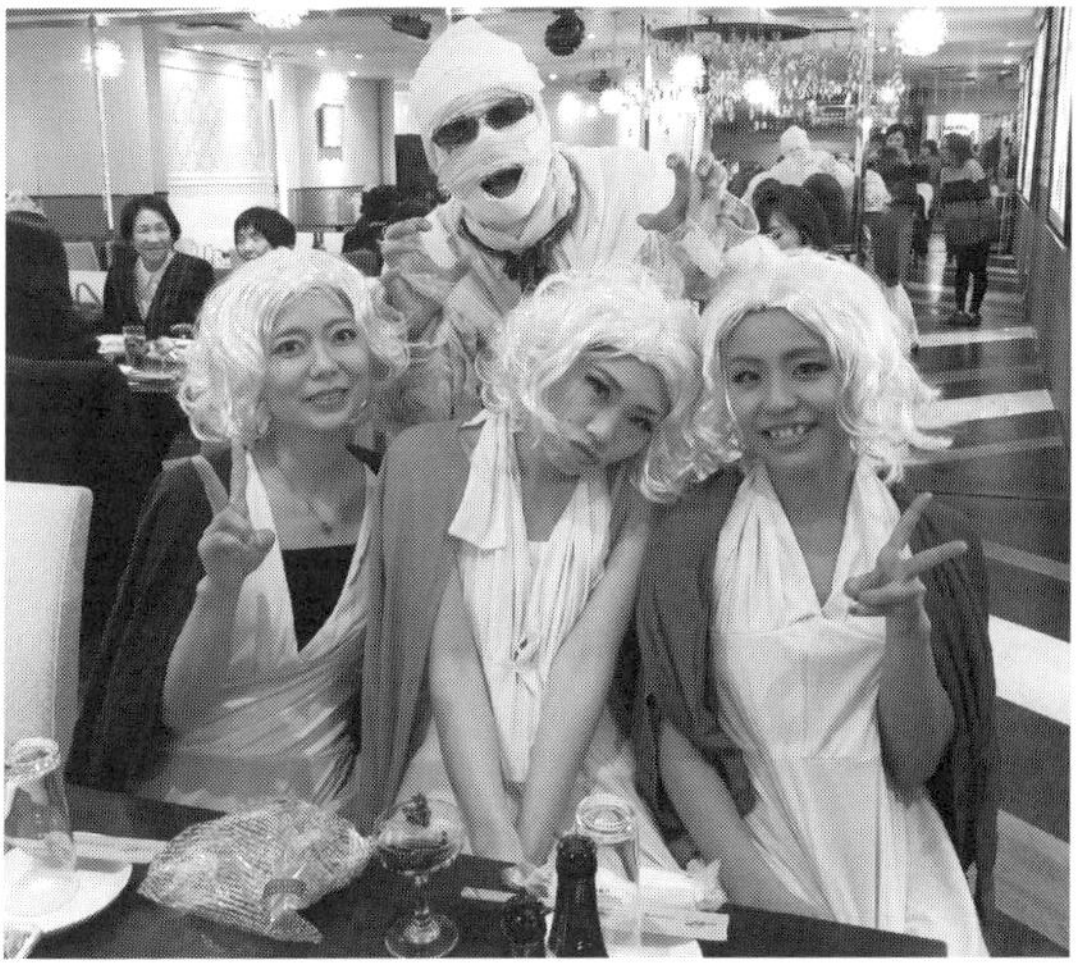

忘年会では、チームごとにアイデアを出しあって楽しむ

ものになります。忘年会を大きく派手なものにし、チーム分けしてアイデアを出すかくし芸大会的なイベントにすることで互いを知るきっかけとして利用してもらっています。引っ込み思案な人も、勢いのあるイベントに参加するとチャレンジする気持ちが生まれてくるものです。

女性重視の職場環境を作る面では、保育士を入れて院内託児を始めたり、女性のドクターと男性のドクターが一緒だった部屋を別々にしたり、スタッフの意見を聞きながら細かなケアを行っていま

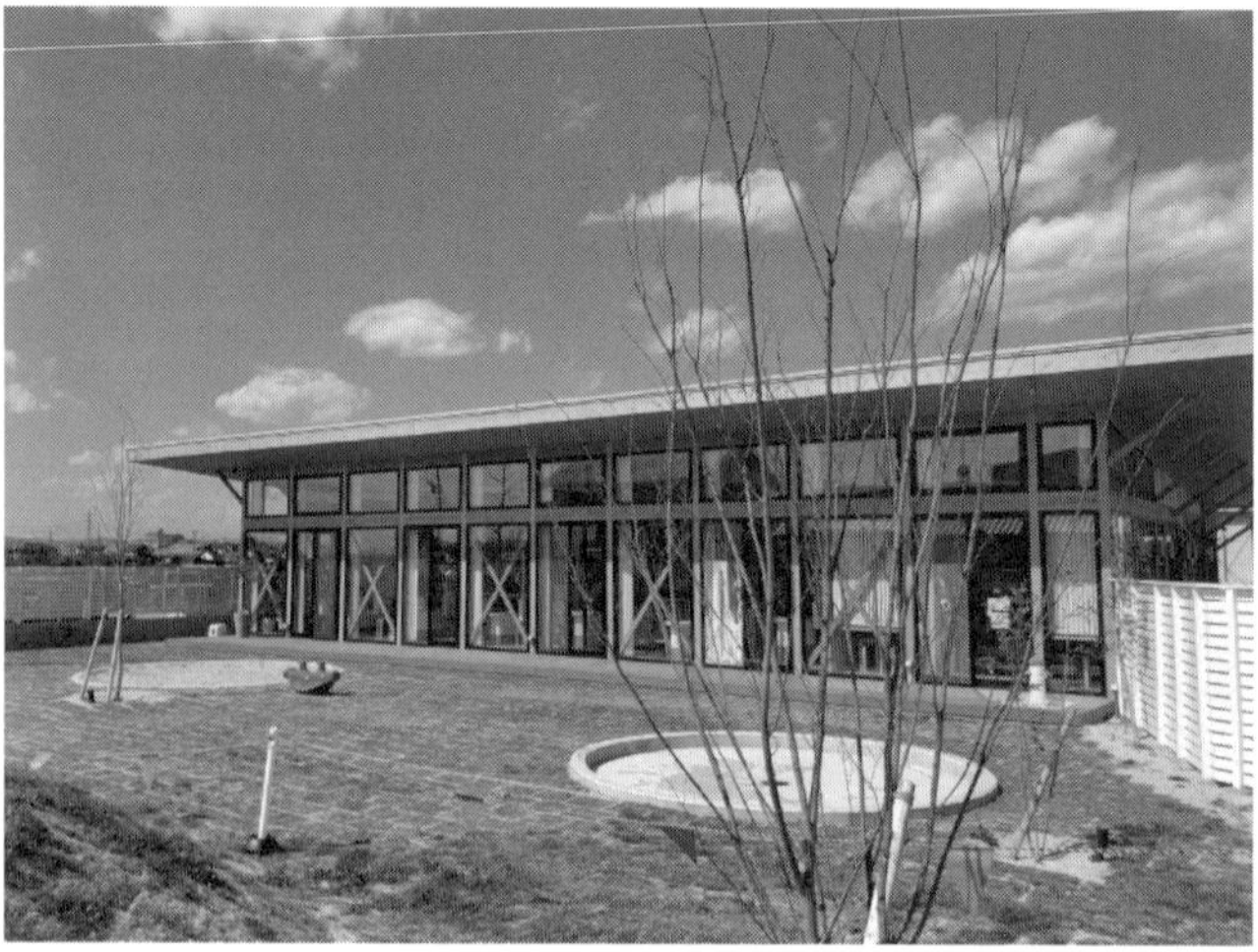

広場に遊びにくるだけの子どもも多い

す。

組織を運営する上で1番重要な要素は「人」です。

歯科医院の規模が拡大する上で、何よりも歯科医師が必要です。そして1番採用が難しいのが、歯科医師なんです。

新人の歯科医師を採用すると、一人前になったら退職するか開業するというのがずっと続いていて、長く働いてもらうことができませんでした。その点で限界を感じています。

どうすればスタッフとしてずっと働いてもらうことができるのか。それがこれ

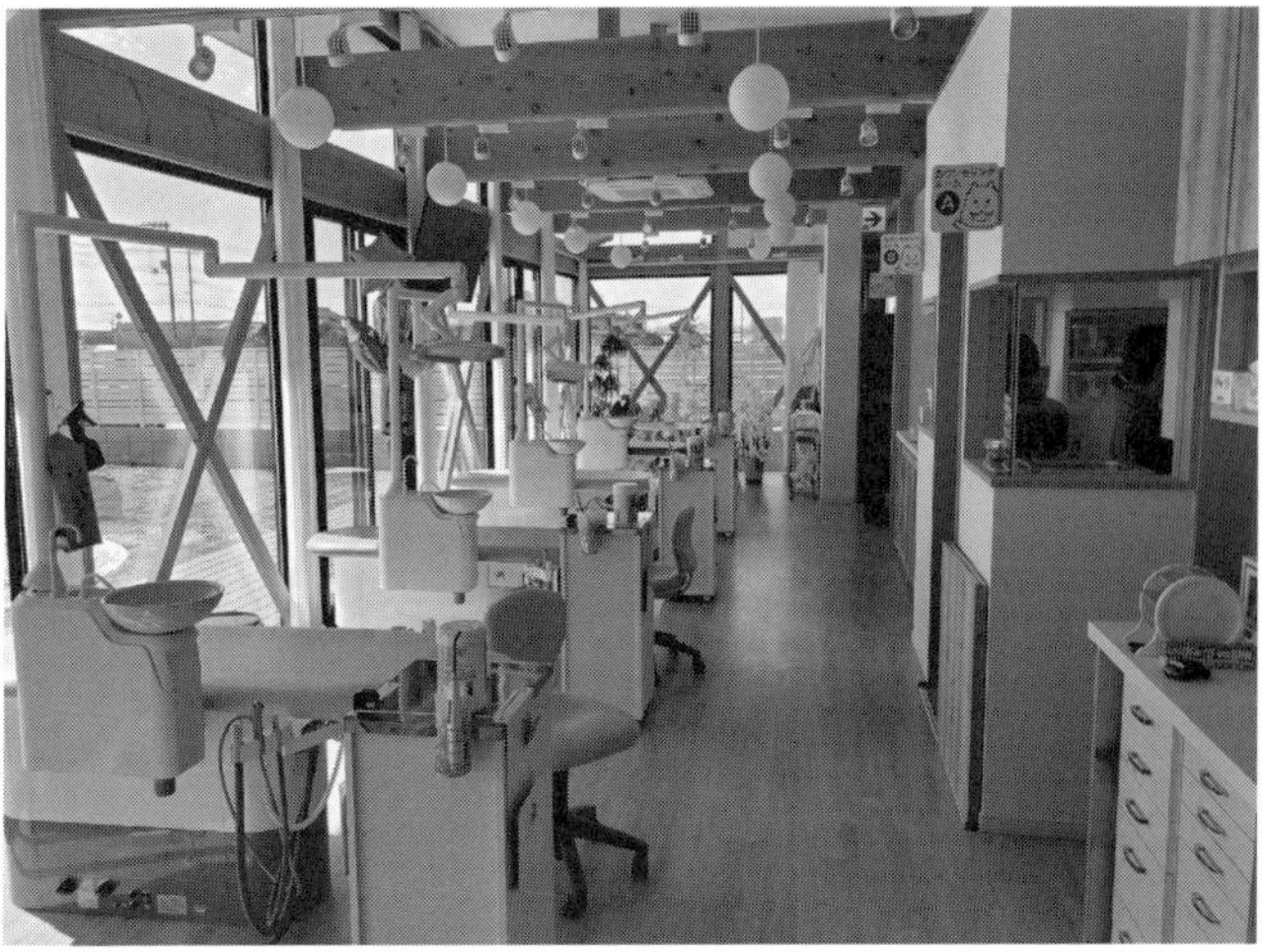

3軒目となった「はなふさこどもデンタルクリニック」

からの課題です。これらの考えのもと、今年3軒目の医院を作りました。

第6章

女性のキャリアアップを可能に

06 歯科医院のピラミッド構造を崩すには

明確なキャリアパスでスタッフが意欲を出す

歯科医院は歯科医師を頂点としたピラミッド構造になっていると言いましたが、それはキャリア形成の点でも同様です。

歯科医師だけに歯科医院経営のメリットがあり、雇われている助手、衛生士、受付、事務にはなかなか日が当たりませんでした。

そこで日が当たるキャリアビジョンを用意し、キャリアアップが可能な環境を整備していくということが、これからの歯科医院運営には必要だと思っています。

女性スタッフが多い歯科医院では、それはとりもなおさず女性のキャリアパスをどう形成するか？　という問いかけと同義です。

女性スタッフには、女性ならではの制約があります。母親としての顔があるため、家庭や子育てが必ず勤務に影響します。そのサポートをいかにして行うか、また家庭生活と仕事がシームレスに接続される仕組みをどう作るかがポイントでしょう。

産休と育休は当然（歯科医院の規模が小さい場合、これは難しくなります。女性の職場として考えるなら、歯科医院は一定以上大きくなければいけません）、当院では健康経営を目指して、スタッフのメンタルサポートも行っています。

また、さまざまな形でスタッフ間のコミュニケーションを深め、業務上の変更があってもスタッフ間に軋轢を生まないように配慮しています。育児に伴う急な休みや産休育休などで勤務スケジュールの変更があっても、円滑に支障なく業務が行われるためには、互いの信頼関係がもっとも必要なことだからです。

飲み会やレクリエーション大会、学習会などでそうしたコミュニケーションを図っています。今はまだゴルフクラブしかありませんが、福利厚生の一環としてスタッフ参加の趣味のクラブ活動も増やしていきたいと考えています。

業務上、身につけてもらわないといけないことは普段から職場で教育をするようにし、身についたかどうかのチェックを随時行う。女性ならではの納得できない部分がないように、密なコミュニケーションを常に心がけながら、女性ならではの悩みを仕組みとして解決しています。

組織として行き先を示し、それをできた時の具体的なビジョンをイメージさせること。朝礼やミーティングを通じて、それを浸透させる仕組みをうまく回していくことがポイントでしょう。

人として必要なことを教え、社会人として当たり前を教え、そして医療人の当たり前を教えた上で、歯科専門としてのスキルを重ねてもらう。それがその人の個人的なスキルの向上につながるわけです。

こうした仕組み作りは、歯科医院に限らず、美容院のような女性が多い職場ではスタッフが3～5人の規模の時から作っておいた方がいいでしょうね。

人数が少ないチームの時に、すでに理念がありミーティングをし、福利厚生にリソースを割いておけば、全体として成長できます。

しかし、それをやっておかないと事業が大きくならず、仮に大きくなってもただ図体だけがデカい組織になってしまいます。

組織が小さい時からこうした仕組みを仕込んでおいたり、小さくても部署に分けて責任を持たせておくと、組織が大きくなった時にリーダーも育っていることになります。すると、いいチーム運営ができるでしょう。

これから先、組織を大きくしようとする時、自分が全部采配するのは大変ですし、トラブルにもなりやすいでしょう。自分の右腕、左腕になる古株のスタッフからの行動支援は大きな助けになります。

当院には60才で退職してから、再雇用で働いている衛生士さんがいます。女性が多い企業としての取り組みはそういうベーシックな部分に表われるのではないでしょうか。

ずっと働ける、ずっと守ってもらえると信じられる組織づくりが大事だと考えています。

信頼の部分では、『ありがとうカード』、『ありがとう大賞』のような取り組みを続けつつ、歯科医師は医療人であるという意識が浸透することで、当たり前のことが当たり前以上にできるような社風になっていくと期待しています。

その基本があいさつです。

あいさつ、返事、整理整頓という部分を徹底的に行うことで人間関係が良くなり、毎朝の朝礼で自分の意見を言えるようになる。自分の意見を口にし、他人の意見を聞く中で互いの価値観を知ることができ、自分を認めてもらっていることがわかってくる。

それが組織の信頼関係の構築ではないかと考えます。

■キャリアアップが可能な職場に

大事なのは医院として、法人としての目的・目標を明確にしていくことであり、さらにそのことをきっちりと採用時に理解してもらうことです。

そこでブレがあったり方向性が違うと、お互いにうまくいきません。

そのため、次にこちらが用意しなくてはいけないのが、キャリアビジョンです。どのような事業であっても、スタッフに未来を見せられることと、彼らが未来に進む時のサポートをしてあげられるチームを作っていくことが、最重要であると思います。

ここにいるとどんなメリットがあるのか？　何ができるのか？　そういう部分をイメージし、先輩が見せてあげられるものもちゃんと用意してあります。

そして、彼女たちが入ってきてからの実際のやりがいや楽しさ、成長という学びの部分を普段のコミュニケーションの中でチェックしていきます。

普通の企業でいう係長や部長に相当する役職を用意し、歯科医師という肩書きがなくても実績に応じてキャリアアップしていけるように考えています。今一番上の肩書きである副院長は、歯科衛生士と保育士の人が担っています。

明確に社内でのキャリアビジョンを見せていかないと、スタッフは安心できません。組織としてのビジョンを示す中で、

「君にはここに出てもらいたい」

「この部署を任せたい」

そういう明確な未来像をこちらが見せていくようにしています。

ただ働いてくれたらいいやではなく、どうなりたいかという部分で僕に協力できることは何だろうかと、常に考えるようにしています。

辞めたいというスタッフがいた場合にも、ただ引き止めるのではなく、

「君の人生の中で、僕が協力できることは何かないのか」

というスタンスで話し合いをしています。

勤務医だった歯科医師が独立開業するなら、じゃあつかず離れずという形で何かやれないか。僕が協力できることは何だろうと考えます。

相手にも人生があるし、希望がある。それなら、君の人生の中で働く意味とか価値ってなんだろう。どうすればもっとメリットがあるのかなという話し合いを重ねる中で、共に成長できる道が見つかるのではないかと思います。

他からうちに転職する人もいます。そうした中には、前にいた歯科医院では先が見えないからと辞めた衛生士さんや、ライセンスを持たない女性もいます。

他の歯科医院に行ったら、使われるだけなので先が見えません。でも、はなふさ歯科医院に来てくれたら、新しいビジョンが開けてきます。

そうすれば、彼女たちも、じゃあ頑張ろうという気になってくれるのです。

これから先、法人として大きくなるにしたがって、普通の企業と同じように新規事業を起ち上げて、自立してもらうことも考えなくてはならないでしょう。

そこに対する投資は惜しみません。投資をするので、新しい事業形態を提案してもらい、その起ち上げをやってもらおうと思っています。

来年、一件決まっているのは介護です。現在のマネージャー職のスタッフに、介護事業のトップとして事業を運営してもらい、それを僕たちがサポートします。その人が今までしていたマネージャー職には、下のスタッフに入ってもらいます。新しい部署なので、そこに法人の総務部のトップが行くことになっています。

新しいポジションを作ることは、今まで先が見えなかった人たちの夢をかなえていく道筋を作ることにもなるのです。

歯科医院としていかに発展するかということよりも、僕たちの理念の『絆創造』通りに、いかに地域に貢献できる事業を運営していけるか？

そこは歯科にこだわることなく、広く考え続けています。

■患者の悩みをすくい上げる歯科医院

僕たちは歯医者ですが、いらっしゃった患者さんが泣かれることがよくあります。

なぜか？

当院では医療面談という、治療前の問診を行っているからです。その場で、急に泣き出されることがあるのです。

これには歯科医師と患者さんの関係を理解してもらう必要があります。患者さんの側にはいろいろな事情と思いがあります。それに対して歯科医師はあくまで技術論に終始し、しょせん素人考えだと一顧だにしてきませんでした。その結果、ずっと歯科に通っているけれど、言っていることを全然わかってもらえなかったという方がいるのです。

今までにこういうことを言いたくて何軒もの歯医者に行ったのだけれど、どの先生もわかってくれなかった。

いくら言っても、自分の思った通りの治し方にしてくれない……。

患者さんには、さまざまな悩みがあるのです。そういう歯の治療に関する悩みをきちんと聞いてあげる場が必要だと感じ、医療面談にリソースを割くようにしました。

その結果、当院は患者が泣き出す歯科医院になったのです。

歯を治す時、形にしても色にしても、まずはどうしたいのか聞いてほしいという思いが患者さんにはあります。

でも、それを聞いてもらえず、一方的にここが悪いからこうしておきますね、で済まされてしまった人が大勢います。そういう方の話をきちんと聞くと、話を聞いてくれたというだけで感動されるのです。

また、口臭で悩んでいる方にとって、カウンセリングはとても重要です。

口が臭うと周りから言われ、自分でも口が臭いと思っている。けれど歯医者さんに行って口臭を調べると口臭がないと言われます。

歯医者さんも機械で検査をしても、自分で嗅いでも、あなたは口臭ありませんからと説明する。

しかし、患者さんは科学的な事実とは無関係に、口臭があると思っているのです。

そういう患者さんに口臭がないと言っても意味はありません。

僕たちはまず、「わかりました。口臭があると気になりますよね」と言います。実際には、口臭はありません。患者さんの思いこみなのです。

でも、一度でも受容してもらうと、そこで患者さんは泣かれます。聞いてもらうことで、ひとつの問題が解決するのです。

歯が痛いから歯医者さんに行ったのに、悪いところはないと言われる例もあります。そういう方が僕たちのところへ来られたら、大きな悪いところはないけれど、こういう治療をしてこうしましょうと丁寧に説明すると喜ばれます。

初めて悩みを聞いてもらい、思い込みであるにしろ何であるにしろ、認めてもらう。受け入れてもらえる。「ああ、そうですよね」と言ってもらってからスタートするだけでも、感動されるのです。

また、歯が非常に悪く、どうにもならない場合があります。グラグラなのですが、「じゃあ、何とか残してみましょうか」というひと言だけで、患者さんはすごくうれしかったりするものなのです。

歯にまつわる不安をとってもらいたいという人に処置の説明だけしても、納得いただけません。歯が虫歯でボロボロで恥ずかしい、でもそれには理由があるのです。なぜ歯を磨けないのか、その理由を聞いてほしい……、そういう方は心の共感がほしいのです。

歯がボロボロになるまで歯医者さんに行けなかった理由が何かある。まずはそれを聞いてあげないと、治療計画をいくら説明しても患者さんに届きません。

これは医療面談というよりカウンセリングの領分ですが、これからの歯科医療にとってとても大事だと考えています。

■歯科助手の地位を上げる医療カウンセリング

医療面談は歯科助手の地位向上にも役立っています。最近、トリートメントコーディネーターという資格ができました。２００９年に日本歯科ＴＣ協会が制定した民間資格で、アメリカではすでに確立した資格制度です。

歯科衛生士でも歯科助手でも取得可能で、治療計画を立てたり、患者の不平不満を引き出して解決していくカウンセリングや施術内容の説明をするなど、医療面談に関連する専門資格です。

歯科助手は治療ができないので、代わりにこうした資格が取得できるセミナーに参加してもらい、キャリアアップにつなげてもらっています。

医療面談自体、患者さんが納得して受けられる治療に欠かせないものです。昔は口を開けて座ってもらえればよかったのですが、今は納得診療が大事なんです。

本当なら治療のたびに治療内容の説明と承諾書が必要で、もしかしたら将来はそうなるかもしれません。

時代と共に医者と患者の関係も変わりますから。

昔は、「先生にお任せします」で済んだことが、今は言った言わないでもめてしまうような時代です。説明と同意（＝インフォームドコンセント）の徹底と、文書で残すことが必須になっていくと思います。

そうした流れで、患者さんの意識も変わり、今は治療の選択権が患者側にあるんです。コンビニ以上に歯科医師がいるわけですから、そうなると選択するのは患者さんで、嫌なら別の歯医者へ行くということになってしまいます。

よほど変わった技術がある場合は別ですが、差別化は難しいと思います。東洋医学を取り入れたり、顕微鏡で虫歯を見つけて治療したり、いろいろやっていらっしゃる先生はいますが、難しいでしょうね。

■小児科から訪問医療まで部門を拡大

人数が少ないうちは医療面接まではなかなかできませんでした。また、少人数だったら子どもも大人も老人も、すべて自分で診なくてはなりません。少しずつ規模が大きくなって、いろいろなことができるようになってきました。

今は子ども部門、成人治療部門、成人予防部門、往診部門という形でそれぞれ分かれています。

職種も保育士やカウンセラー、栄養士もいます。それぞれが役割を変えて、いろいろな関わりをしています。

往診にも行っているので、言語聴覚士さんとも一緒に仕事をしています。

歯医者で往診をしているところは、まだ珍しいかもしれません。

訪問診療と呼んでいて、病院や自宅、介護施設などお年寄りや体が動かせない方のために、こちらから歯科医師が伺います。

■訪問診療で学ぶことは多い

訪問診療では患者さんの家に行きます。すると院内で仕事をしていては経験しない、日常業務ではありえないようなことが起きることも少なくありません。

たとえば、伺った先で拝まれることがあります。

寝たきりのおじいちゃんおばあちゃんから、神様のように拝まれるのです。

体が悪い方のお宅に伺ったら、誰もいないことがありました。おかしいと思い、家の中を見て回ると、トイレからうめき声が。トイレで倒れてしまい、力がないから起き上がれなくなっていて、何時間もそういう状態にあったところに僕たちが来たわけです。

寝たきりで、口の中の掃除に伺っていた患者さんが亡くなった時には、娘さんから感謝の手紙をいただきました。

寝たきりの方の場合、歯が想像をはるかに超えて悪くなっている場合もあり、11本もの歯を抜いたこともあります。

ある時は、天井から棒が出ている家に訪問診療に伺いました。歩けない方だったので、家の中でも車椅子。天井から出ている棒をつたって移動されます。その棒がいたるところにあるため、僕は頭をぶつけてしまうわけです。最初、それがわからず、ふいに立ち上がった時に棒が頭に刺さり、血が出てしまって大変でした。

実にさまざまな思い出があります。

訪問診療ならではのエピソードはいっぱいありますが、どこのお宅に伺っても、大変に感謝されます。

これはとても新鮮な体験でした。

さきに説明した通り、歯医者は世間から、「歯を削られた、抜かれた」と言われる世界です。ところが同じことをしているのに、「ありがとうございます、ありがとうございます」と手を合わせてもらえるのです。

訪問診療とは、実にすごい仕事だと思います。歯を抜いても手を合わせてもらえるなんて、他にはありません。

訪問診療で女性の活躍ができるかどうかはまだわかりませんが、訪問専用の衛生士や訪問専用の助手というように、専門業務にしつつあります。

専門性を高めることで、仕事にやりがいが出るだろうし、実際にスタッフもそう言っています。

■最大のクレーマー対策は傾聴

企業が神経を使うのがクレーム処理です。歯科医院も例外ではありません。特に医療に関係するクレームは訴訟になりかねず、神経を使います。

クレームがなぜ起きるかといえば、歯科医院の場合、1番は説明不足です。

たとえば、患者さんが銀歯や入れ歯を誤って飲み込んでしまったことがありました。その時は、すぐに一緒に病院に付き添って、レントゲンを撮ってもらい、次の診察の時も一緒についていて行きました。そうすると、「なんてことをしてくれたんだ」という怒りが、「ここまでしてくれるのか」という感謝に変わります。

当院にも、クレーマー対応を担当するスタッフがいます。きっちりと聞くことを嫌がらずにやっていて、ファンになってくれた患者さんもたくさんいます。

相手の話をひたすらに聞くことが、僕たちの仕事では非常に重要だと考えます。

クレームで一番多いのは待ち時間です。特に開業してしばらくは急に患者数が増え、待合室の椅子が足りなくなり、立って待っていただくような状態が続きました。

そこで次々に医院を大きくするしかありませんでした。医院の数を増やした方が楽ができたでしょうと同業者にはよく言われるのですが、とにかく患者さんの数をこなしていくことを考えていたので、医院を増やす方には気持ちが回りませんでした。

次に多かったクレームは、僕たちの言葉遣いや説明不足ですね。一方的な伝え方もあって、担当を変えてくれと言われたり、もう来ないと言われたり。いろいろと学ばせていただきました。

まず話を聞くことが大事だと痛感しています。予約の時間内に処置をしてしまおうとすると、説明するよりは処置を急ぎたくなってしまいますが、説明不足の中で処置を進めるとあとでトラブルになることもあります。

現在は、できるかぎり納得いただいた上で、処置を進めるように努めています。

スタッフの身だしなみや治療の技術についてもクレームが出ることがあります。
また工場などの現場ではよくあると思うんですが、「ヒヤリ・ハット」（不意の出来事にひやりとしたり、ハッとすること）にも気をつけています。患者さんからのクレームがあれば、それらはすべてヒヤリ・ハットとして全員で共有するようにしています。

意外なところでは、診療日以外に受付の女性スタッフがタバコを吸いながら運転していたんです。それを見た患者さんから、

「おたくの子、タバコをプカプカしながら車に乗ってたよ」

どこで見られているかわからないですね。患者さんが乗っていると知らずにクラクションを鳴らして、あとで怒られたなんてこともあります。

いつどんな時に、誰に見られているかわかりません。スタッフ一人ひとりが、常に人として恥ずかしくない行動をとれるように成長してくれるよう、サポートして

いくことが僕の務めだと思っています。

第7章

一歩先行く歯科医院を目指して

07

患者さんとスタッフの未来を見据える

■年商5億円までの道のり

はなふさ歯科医院が歩んできた、山あり谷ありの道のりについてお伝えしてきました。僕自身の失敗や学び、スタッフたちとの関係性の変化、本当にさまざまなことがありました。

ここで今一度、どういった経緯で現在の80余人を抱える大所帯になったのか、簡単に振り返っておきましょう。

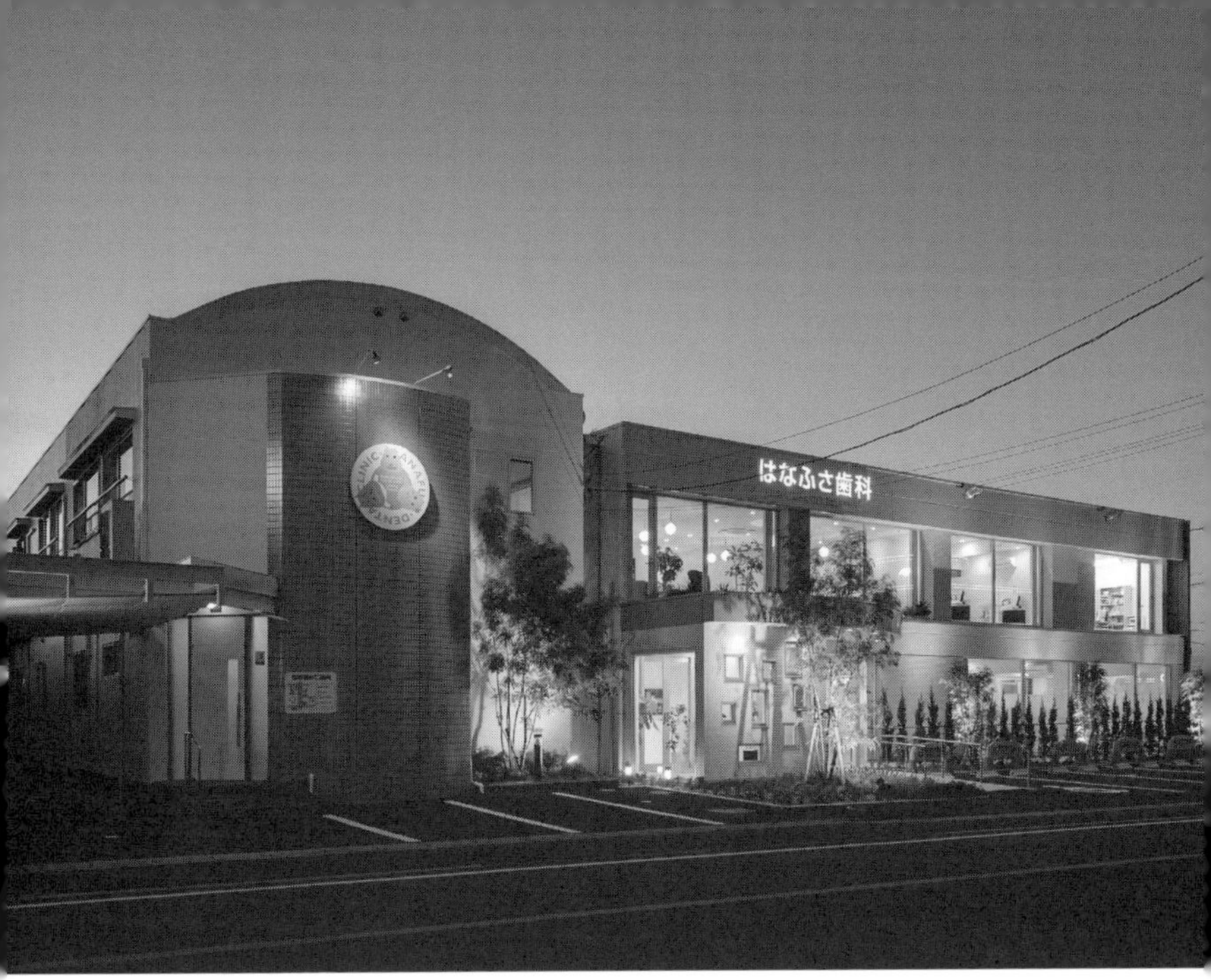

さきにご説明した通り、開業した1991年、チェア数は3台、スタッフは2名でのスタートでした。2年後、チェア数を4台に増やし、スタッフが5名になったことで手狭になり、リフォームします。

1995年には、院長室をなくしてチェア数を5台に増やしますが、それでも対応が追いつかないほどの患者さんが来てくださいます。4年後には、2階の自宅だったスペースも潰し、診察室に改装。売り上げは1億円を超え、スタッフは15名まで増えました。

２００1年、訪問診療を開始します。このあたりから急激にスタッフもチェア数も増え、２００６年に隣のビルを取得。２０１１年にビルを大規模にリフォームし、スタッフ数は55人まで増え、売り上げは2億９０００万円になりました。

２０１５年には分院をオープン、スタッフは60名に。

現在、スタッフは80名まで増え、年間売り上げは5億円を超えました。

スタッフ全員の協力があったからこそ、この

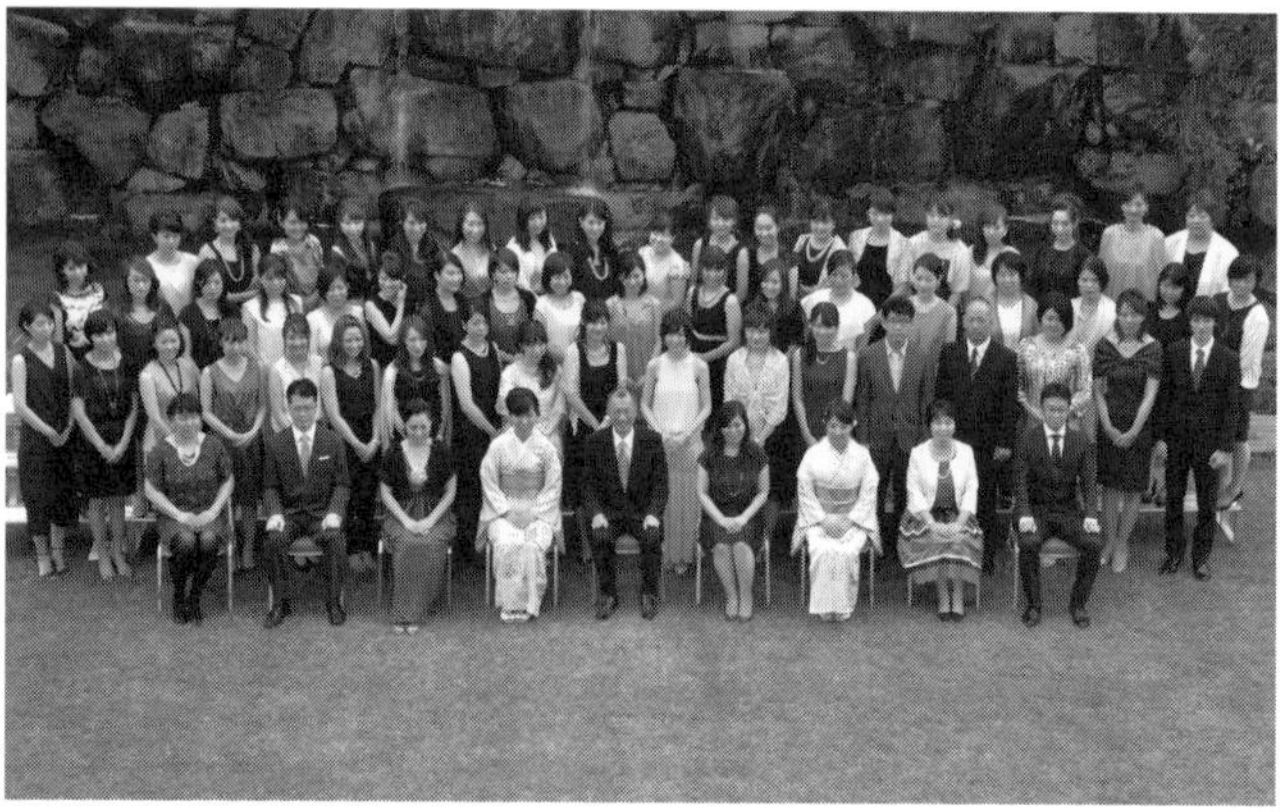

25周年パーティーでの一枚

ようにトントン拍子に業務を拡大できたのだと思います。感謝しかありません。

■これからの歯科は予防医療中心に

歯科医院が歯の治療だけするのではなく、予防歯科を中心に虫歯にさせない環境を提案する場所になればいいと思っています。なぜかといえば、歯は再生できないからです。

つまるところ歯科医師は、歯の悪いところを削って詰めることしかしていない。理想としては自分の歯を一生使っていける環境づくりを提案し、その実践をサポートする歯科医師が一番だと思います。

予防医療を中心にしないと、治療から治療への悪循環にハマってしまうんです。本来なら治療を終えたら経過観察にならなくてはいけないのに、一生涯治療になってしまうんです。これはおかしくないですか？

なぜそんなことになっているかというと、検診のあり方が変わったからです。歯科だけではなく医科も同様ですが、検診がやけに流行っているんですね。

検診は病気を早期発見することが目的のはずですが、検査の精度が上がっているので、本来なら自然治癒したり、もっと状態が悪化してから治療していた病気が、非常に早い段階で見つかってしまいます。そうすると、検診に行ったために、これまでなら病気でなかったのに病気にされて、治療で体が弱ってしまうという本末転倒なことが起きているんです。

これが健全な状態でしょうか？

人間も病気も、敵意を持って当たれば、暴れてケンカになりますが、敵意なく受け入れていけば相手も静かになっていくと思います。

病気とうまく折り合いをつけながら生きていく、という選択もあるのではないか。

それが歯科の場合は顕著にあると思います。

■健康寿命を大事にした歯科医療

歯科衛生士にもよく言うんですが、病気だけを見ていると予防という発想が出てこないんです。検診重視で病気ばかり探そうとしていると、健康が見えなくなるんです。これでは、いつまで経っても患者さんに健康ですよと言うことができません。

患者さんと話をする中で、何が一番大切かといえば、

「どんな口の中にしたいですか？」

「どんな生活がしたいですか？」

「どんな人生を歩みたいですか？」

患者と医院の間に共通の目標を設定しないと、治療が終わらないんです。

病気を治した後にどうしたいのか？　病気の先にある目標を探さないと、本当の

治療にならないのです。

最近、よく平均寿命と健康寿命という言い方をします。

平均寿命は亡くなられる文字通りの寿命、健康寿命は健康であり続ける寿命ですね。

ただ生きているだけではなく、楽しく生きることができる健康寿命を意識していかないと寿命を延ばす意味はあまりないんじゃないかと思います。

現在の医療は、とにかく病気を敵としてとらえ、治して生きていけばいいという方向に向かっています。これは変えていかないといけないと思います。

歯科医院でも、歯を治すことを目標にすると延々と治療が終わらないことになります。

「好きなものをおいしく食べられること」

「誰かと楽しくごはんを食べられること」

そういう目標があれば、幸せに治療を終えることができます。

そうしたテーマを持った歯科医院にしていかないと、良い歯科医院にはならないのではないでしょうか？

病気を治す、最新の治療を施す、そうしたことがテーマの歯科医院づくりをすると、理想の歯科医院には行き着けないと思います。

病気がね、治療がね、みたいな話ばかりではスタッフも楽しくないでしょう。

自分の楽しさを誤解してしまうと思うんです。経営の立場なら、改善もできますが、社員の立場では楽しくないと思ったらずっと楽しくない。それは医院の空気を悪くしますし、経営にも影響します。悪い循環になってしまいます。

虫歯の患者さんがひとりもいなくなれば、それが歯科医師としての勝利なのですが、それ以上に患者さんとスタッフの本当の幸せについていつも考えながら経営していくことが、これからの歯科の価値を上げていくことにもつながるはずです。

■女性が活躍できる組織が生き残る

男性ひとりにあとは女性、あるいは歯科医師の女性、他のスタッフも女性というのが一般的な歯科医院です。

歯科医師自体、以前は男性の職業でした。僕が歯学部に入学した時、女子は1割いなかったと思います。今は半数が女性です。

医学部で女子学生が不当に足切りされた事件がありましたが、それぐらい女子学生は優秀なんです。ペーパーテストでは本当に強い。ですから、これからそうした操作ができなくなれば、女医、女性歯科医はどんどん増えていくでしょう。

医療ビジネスでは、女性が活躍できる環境を作ったところが伸びます。むしろ女性が活躍できない病院や歯科医院は成り立たなくなると言った方がいいかもしれません。

女性を大事にする、女性が活躍できる組織作りが最重要の課題なんです。

歯科医院の場合、まず最初に自分たちの治療水準を上げることが目標になりがちです。それは大事なことではあるんですが、治療水準を上げることに終わりはないんです。新しい技術は次々に市場に入ってきますし、新しい知見は次々に発表されます。

経営のハード面を追及すると、ソフト面、歯科医院の場合は女性が活躍できる環境というのが後回しにされたり、重要視されなかったりします。

余裕がないのはわかります。託児所との連携や子どもが遊べるスペースを確保するといったことは、歯科医院に物理的な広さと資金が必要ですし、それでは仕事のやりがいを失なった時に、専門スキルを上げていこうと考える歯科医師が多いのは、当然だと思います。

そこで、発想をどう切り替えるか？

女性中心の職場であると理解し、経営を変えていかなくてはいけません。

これからの時代は、ハードからソフトです。

経営においてソフトとは人間力でしょう。

医療はハードに頼りすぎてきたと思います。

やりがいや働く楽しさといった見えにくいものに金と時間を費やす時代なんじゃないかと思うんです。それを続けていれば、女性が活躍する時代の中で、良い成果の出せる組織ができると思います。

■歯科医院から総合医療拠点へ

今年になって、やっと医院長を辞めました。これからは、理事長職に専念するつもりです。臨床はしますが、組織のまとめ役は卒業させてもらい、次のリーダーたちを育てていこうと考えています。

これからは歯科医師ではない管理者をどんどん作っていく予定です。歯科医師がトップのピラミッド構造を徐々に崩していきたいのです。

今まで歯科医院の中で良い思いをしてない、歯科業界としてあまり日が当たっていなかった衛生士や助手、事務方のスタッフに光が当たるような会社を作りたいと考えています。それが女性活躍ということにつながっていくと信じています。

すべての人が活躍できるポジションや業務を用意していきたい。

僕自身が子どもの時にトップになることはなかったので、ずっと下にいる気持ちがよくわかります。

僕はどちらかというと権威や力で押さえつけられるのが大っ嫌いなので、自分がそれをやっているのも嫌です。自分が嫌いなことをやってしまっているのが嫌いで、院長というポジションは居心地が良くありませんでした。

自分はみんなと一緒だよというポジションがいいなと思っています。

そして、地域の役に立つことです。

地域になくてはならない、ウェルネス（＝健康）のキーステーションになること。

今後は歯科医院という枠を超えて、地域医療という視点でビジネスを展開したいと考えています。小さな大学病院みたいなイメージです。

今、歯科の中が細分化しているので、さらにいろんな専門家を入れていき、最終的に病院にしたい。ある程度規模はいるとは思いますが、エリアの中で住む人にとって魅力的なオアシスのような場所になればいいなと思っています。

他の歯科医院と競争して売り上げを上げるのではなく、地域の方に役立つ、感謝される医療拠点を作りたいんです。

自分の歯科医院を大きくできたのは、自分がこうなりたい、こういう会社にしたいという夢があったから決断できたと思います。

最近、小児科を分けて、もう一段階、医院を大きくしました。子ども専門の歯科医院を作ったのです。傍からは無茶に見えていると思います。社会のために子どもたちにいい環境を作りたい、その思いがあるからやろうと思ったのですが、今の少子化の時代、無茶なんです。

でも去年、ある方から人生は一回だけだからと言われ、覚悟ができました。一回ならね、自分が頑張ればいいだけですから。

■なぜ歯科医院を大きくしたのか

現在、はなふさ歯科医院はスタッフが80余名、岡山だと一番の規模です。

歯科医院というのは、本来そんなに大きくないものです。歯科医師ひとりにスタッフが5～6人が最小単位で、歯科医師2～3人にスタッフ14～15人で大きな歯科医院という印象だと思います。

なぜこんなに大きな歯科医院を作ってしまったのか。

結果として今の大きさになっていますが、大きくしたいと思っていて大きくなったわけではないんです。

仲間の歯科医によく言われるんです。

「華房、お前いつまで頑張るんだ？　何のためにそんなに頑張っているんだ？」

考えたらひとりでやった方が楽なんですよ。あるいは大きくするにしても、フランチャイズじゃないですが、小さな歯科医院をいくつも作って、グループにしてその経営をした方がよほど楽です。

なぜなんだろうと自分でも思うのですが、やはり最初は自分の健康が不安だったからだと思います。

親父も祖父も60才ぐらいで早死にしました。親父が59才でじいちゃんが60才です。僕はやっと親父の死んだ年を越えるようになったんですが、若い時は結構頑張っていたから激務だったんですね。

これをずっとはできないわ、ずっとひとりだと僕も早死にするだろうな、と思い、誰かと一緒に仕事をしないと歯科医院を守っていけないと思いました。

そこで勤務医を入れ始めたんです。

すると、歯科医師の人数が増えると患者さんの数もどんどんどんどん増えて、だから医院も大きくして人も増やしていくということになりました。結局、人数が増えても僕の身体はしんどいままなのですが……（笑）。

それを繰り返していくと、もう一か所での拡大は無理だなということになり、それなら隣に用意していた土地があったのでそこに広げようということに。その時、小児科を作ろう、そして予防なら予防、治療なら治療とエリア別に診療してみようと思い、現在の形になりました。

それに加えて、従業員の教育の場も設けようと思い、診療内容別にエリアを決めて診療所を拡大したのと、勉強できるスペースを用意しました。

人数を多くしていくことで福利厚生の部分が充実していきました。人数の少ないところで、政府が言うような働き方改革なんてできっこありません。

今、勤務医の歯科医師が有給をとれるような歯科医院はないと思います。はなふさ歯科医院でそれができるのは、医院として大きいからですね。産休や育休ができるのも、やはりボリュームメリットです。

歯科医師は発想が技術者なのですが、そこを経営者の考え方に変えていかないとこの規模の運営はできない。

僕の中の成長が組織の成長になっていきました。今、家内工業から企業へという流れを歩んでいる段階です。

コンプレックスがビジネスの推進力

もうひとつ、大きな推進力だったのが劣等感なんです。劣等感が、僕の推進力になっています。

僕は小さなころから、いつも比べられていたんです。親が教師で、中高生の時は優秀なやつと比べられてしまう。大学に入ると、そこの中に優秀なやつがいます。2代目3代目のやつもいる。家が業界の学生と業界じゃない僕のようなやつでは、勉強のスピードが違うし、そこで国立と私立でも感覚が違います。国立は勉強するけれど、歯学の勉強。私立に行った連中は、卒業した先を見据えて勉強するのです。

いろんなことで、自分が

「できてないな、わかってないな」

ということばっかりだったんです。自分ができていることじゃなくて、他人ができていること、持っているものばかりを見ていました。

社会に出ると医学部の附属病院で卒後研修を受けました。

普通は歯学部や開業医さんの下で修行をするんですが、僕は川崎医科大学という医学部の中の歯科口腔外科というところに入ったんです。大きな病院には、歯科や口腔外科があるんです。

その中に入ったら、今度は医者と歯医者の差を見せつけられました。どちらも国家資格ですが、まったく扱いが違うのです。

歯科医師は口の周りくらいしか触れませんが、医者は全身を触るし、もちろん口の中も触れるんですよね。

その中で、歯医者としてのライセンスしかないことですごく狭苦しい思いをしたんです。たとえば､同じ当直医としても､向こうには手当が出る。僕には手当出ない。そういうものです、昔は。医者の方がバイトの質も良く、ひと晩で5万円とか10万円とかもらっていました。歯医者はそんなにもらえないです。その代わりに、歯医者は夜寝られないとか、そういうのはなかったのですが。

医者の発想と歯医者の考え方は違うなと思いました。歯科医師も、やはり医療の中で仕事をしていく限り、医療の発想と医療の行動ができないといけないと痛感しました。

医療という大きな枠組みの中で、病院や医療関係者と連携して歯科診療をやるためには、こちらにある程度の規模がないと話ができません。医療の方々と話せるだけの規模が必要だと意識していました。

ここまでのことをしておいた方がいろいろ話してもらえる、そういう感覚が僕にはありました。正直、小さな歯科医院では相手にしてもらえないし、相手にならないという思いだったんです。

思いだけで大きくできたわけではありません。人に恵まれたことが1番だと思います。そしてニーズがある時に、それを取り込める環境がずっとできていたことも大きいですね。

ニーズがあっても拡張できないとか、人が集まらずにあきらめる、お客さんを獲得できない、そういうことはたくさんあると思います。

僕の場合、医院のキャパ自体をニーズに合わせて大きくできたということがラッキーでした。

県や行政はなかなか見てくれませんが、他の医療機関では信用してくれてコラボしてくれるところがたくさんでてきました。

僕が今まで劣等感を抱いていた医療関係から、やっと信頼されるようになれたんです。「歯医者ってこんなことまでやるんだ」とやっと思ってくれるようになったと思います。

■父の影響

歯医者になったのは親父の影響です。親父の言葉がなかったら歯科医師にはなっていなかったでしょう。

親父は学校の先生でした。大の酒好きだったのですが、友達に医者が多かったようで、彼らに高いお店に連れて行ってもらったようです。そのことを僕によく言っていました。

医者に会ったら、こんなところに行けるし、あんな店にも行けたと。

「お前も医者になれ。人の役にも立つ」と。

僕はその言葉を聞いて、素直にそうなんだと思ったわけです。だから最初の夢は、歯医者になったら夜のクラブ活動をしたい！　というものでした。

歯医者になって何年かして、人様に連れていってもらいましたが、その時はうれしかったですね。これがクラブというものか、という感動です。少しの間、そういう活動もしましたが、今は全然ないですね。

歯医者になれたのも親父の言葉のおかげだし、今の夫婦関係も親父とそっくりです。仕事ばかりで家庭をかえりみませんでした。親父にキャッチボールのひとつもしてもらったことはありません。

やっていることも似ているんだなと思います。

親父が海の見えるところに住みたいと言っていたのをずっと覚えていて、5年くらい前に海のそばに家を建てました。

僕はそこに今住んでいるのですが、少しずつ親父の思いを実現させていくのが僕の人生なんだと思っています。嫌いだったのに、今やっていることは親父と同じこと。因果なものだなと思います。

一方で親父は医者に対して劣等感がありました。よく医者に飲みに連れて行ってもらっていましたが、ようはおごられっぱなしですからね。

親父が劣等感を感じていたのは僕も感じていて、僕も親父の気持ちがわかる。

これからは親父が劣等感を感じたことを少しでも改善しようと思っています。

はなふさというブランドを作らせていただいて、親父の名誉挽回じゃないですけど、そうした劣等感を克服することにつながってるんだと思います。

院長＝歯科医師だと多くの人は思っているでしょうが、僕は院長＝歯科医師＋経営者＋教育者だと思っています。

教育者だから学ばなくてはいけないし、それを伝えないといけない。僕は親父のやっていた教育者という部分は嫌いだったはずなのに、今やっていることはどちらかというと教育者です。最後は教育者として社会の役に立てるような人材を育てて、彼らがまた社会に出ていって役に立ってくれれば本望だと思っています。

そういう活動が社会に循環していくことが、絆創造になっていくと思います。

僕が診ていた当時に小学生だった患者さんが、お母さんになって子どもを連れてくるんです。もう少し経ったら、おばあちゃんになって孫を連れて来るだろうなと思います。その時、僕がいなくても歯医者が残っていれば、そういう光景が見られるはずです。

時代を越えた流れに縦横でつながっていけるのではないか。それが絆創造だと思います。

歯科の新しい価値として、人が人として育ち、医療・介護の中に入っていき、社会の役に立っていく。そんなことを期待して行動しています。

おわりに

ここまでお読みくださり、本当にありがとうございます。

僕は最初はただの歯科医師であって、経営者としての意識や行動が十分ではありませんでした。そのことが、スタッフの僕に対する態度として、立ち現れていたのだと思います。

彼女たちと仕事をする中で、経営とは何か、人と接するとはどういうことかを学ばせてもらいました。

今思えば、僕の親父は信心深くて、毎月一日参りというのをやっていました。遊んでもらったり、どこかに連れて行ってもらった思い出はないけれど、神社にはよく連れて行ってくれました。初詣なんかは、2か所も3か所も行くんですよ。

その影響があるのか、人に対しての自分のふるまいをいつも考えてしまいます。

これまでの人生で、いろんな人をいっぱい不幸にしていると思います。理不尽に怒ったこともあります。

少しでもいい人生を歩まなくてはいけないし、社会とか傷つけた人に対して恩返しをしなきゃいけないという思いが強くあります。良いことばかりをしてきたとも言えないし、これからずっと素晴らしいことをするとも思っていません。

ただ、少しでも今までに傷つけた人や迷惑をかけた方々に対して、直接その方に対してはできなくても、他の方に対して少しでも役に立っておかないと、あの世でひどい場所に行くことになりそうだなと思います。ですから、今、自分がやるべきことは、逃げずに自分のこととして向かい合います。

僕の娘は、経営コンサルタントをやっています。その娘から教えられたことがあります。

山本五十六の有名な言葉をご存知でしょうか。

やってみせ、言って聞かせて、させてみせ、ほめてやらねば、人は動かじ。

「お父さん、あと２つあるの知ってる？」

そう聞かれて調べたら、とてもいい言葉でした。この言葉をそのまま、経営で実行すればいいと思っています。

話し合い、耳を傾け、承認し、任せてやらねば、人は育たず。

やっている、姿を感謝で見守って、信頼せねば、人は実らず。

別の言い方をすれば、子は親の言う通りには育たないが、子は親のする通りに育つとよく言われます。

トップが理念に沿った見本を変わらない一貫性を持って自ら示し続け、メンバーの成長を根気よく見守り、関わり続けることで、メンバーが成長していくことと気づかされました。

口に入ってくる食べ物で体ができているように、心は入ってくる言葉でできています。言葉というのはすごく大事で、良い言葉を使うことが自分のためになるし、それが未来を作ります。

一昔前に、芸能人は歯が命というＣＭがありましたが、口は命の入り口であり、言葉の出口です。言葉があるから行動につながるし、未来につながっていくのです。ですから、いい加減な言葉しか知らないと未来につながっていかないなと最近すごく思います。良い言葉を知り、それが身についていれば、仕事もうまくいくしチームもできるし、人に気づきを与えられるんですね。

歯科医院を始めた最初のころは、良い言葉を知らなかったので、スタッフに対してもただ感情をぶつけていました。でも、それではダメ。

自分の言葉と行動で人を動かすことが大事なんだと、ようやく気がつきました。

企業はトップで99％決まります。

トップが変われば、企業が変わる。トップの器が企業の器です。

トップは、社員を幸せにし、企業を発展させていくために、常に学び続ける必要があると思っています。

僕自身、現状に満足することなく、変わり続けたいと思っています。

最近のことですが、90才を過ぎたおばあさんがおっしゃいました。

「戦争の時より、今の方がつらい」

戦時中を体験し、焼夷弾で家を焼かれ、すべての財産も家族も失うような目に遭った方が、今の時代がつらいとはどういうことでしょうか？

「先が見えない、それがつらい」

焼け野原だった、でもその時の方が良かったと。当時は夢に向かって、みんなでがんばろうという空気があった、でも今はそれがない。先のことを考えると不安でいっぱいになる、そうおっしゃるのです。

戦後に比べると、現代は物質的にはとても豊かになりました。でも、心はどうでしょうか？　僕は、今こそすべての人が夢を持って行動する時代だと思います。未来が見えないから不安になるのではなく、深い暗闇の中だからこそ、トップ自ら社員に対して希望という名の燈火を高く掲げ、社員と共に明るい未来を引き寄せていってもらいたいと思います。

ハードからソフトへ、産業の中心は移り始めています。それはさまざまなことがオートメーション化し機械任せになるということではありません。人間が機械のように、扱われてきた20世紀の負の文化が終わるということです。

これからは人間らしい生き方をすることが仕事をするということを意味します。今まで以上に人間力、人間のソフトパワーで社会が変わる時代がやってきたということなのです。

みんなが夢を持ってがんばる、誰もが未来に希望を抱き、楽しくて仕方がない職場があればいいなと夢見て、その実現のために努力してきました。まだまだではありますが、それでも今の職場は僕の夢であり、それを進化させ続ける覚悟です。

僕の職場がみなさまのビジネスにおける何かのヒントになればと願います。

スタッフのみなさん、いつも本当にありがとう。

みなさんのおかげで、僕はいろいろな体験をさせてもらっています。僕もまだまだ夢なかばです。もっともっとスタッフを幸せにし、地域の役に立っていきたいと考えています。これからも一緒に歩んでいきましょう。

2020年5月　医療法人社団華城会　理事長　華房寛城

Profile

華房寛城（はなふさ　かんじょう）

1960年生まれ、岡山県出身。歯学博士。岡山で最大規模の歯科医院を経営。「医療法人社団 華城会 はなふさ歯科医院」理事長。日本歯学会会員、日本ヘルスケア歯科研究会会員。日本歯科保存学会会員、日本障害者歯科学会会員。日本アンチエイジング歯科学会認定医、産業歯科医。

【HP】http://www.8723dental.com

年商《ねんしょう》5億円《おくえん》の歯科医院《しかいいん》がやっている女性《じょせい》スタッフとの良《よ》い関係《かんけい》の築《きず》き方《かた》

2020年5月28日　初版第1刷発行

著　　者　華房寛城

発 行 人　伊藤良則

発 行 所　株式会社春陽堂書店

〒104-0061 東京都中央区銀座3丁目10-9

KEC 銀座ビル 9F 902

TEL　03-6264-0855（代表）

https://www.shunyodo.co.jp/

印刷・製本　亜細亜印刷株式会社

DTP・装丁　株式会社バリューデザイン京都

ISBN978-4-394-88006-6　C0034